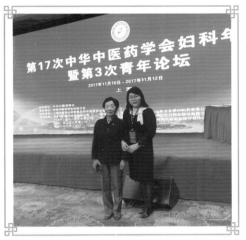

笔者（右一）与全国第二、四、五批
名老中医药专家指导老师张良英教授

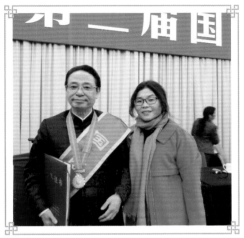

笔者（右一）与国医大师孙光荣教授

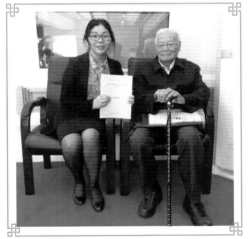

笔者（左一）与国医大师张震教授

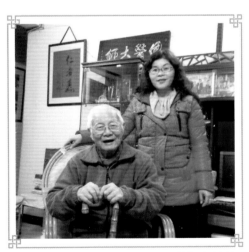

笔者（右一）与国医大师邓铁涛教授

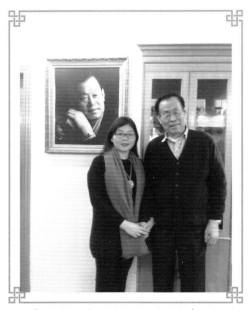

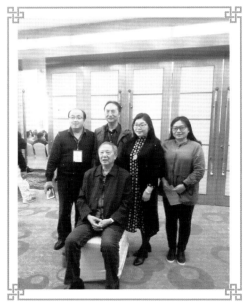

笔者（左一）与国医大师石学敏院士　　　笔者（右二）与国医大师熊继柏教授

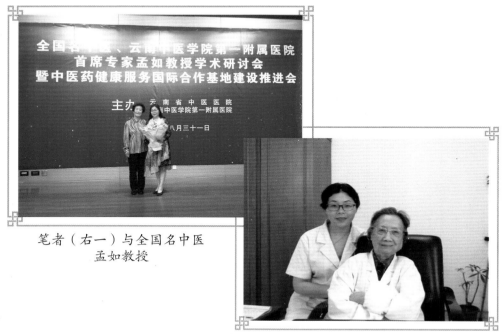

笔者（右一）与全国名中医
孟如教授

笔者（左一）与国医大师朱南孙教授

笔者（右一）与上海蔡氏女科第
七代传人蔡小荪教授

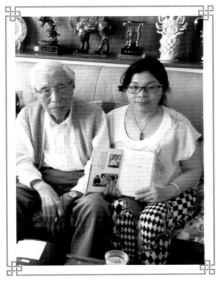

笔者（右一）与国医名师张良英教授、国
医大师刘敏如教授、中华中医药学会妇科
分会主任委员罗颂平教授、哈代妇科传人
哈荔田教授

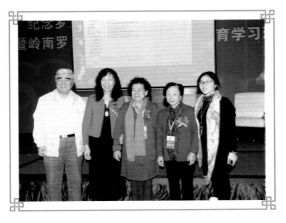

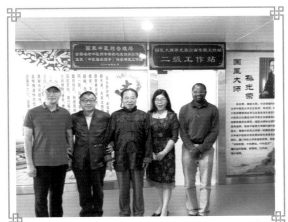

笔者（右二）与祝之友教授、梁超教授、
杨建宇教授、迪亚拉博士

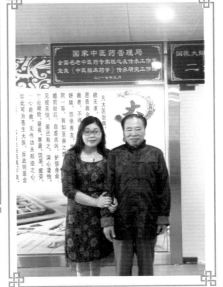

笔者（左一）与全国中药临床大家
祝之友教授

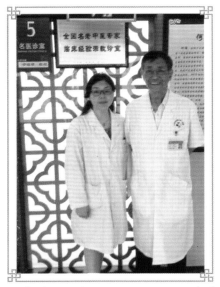

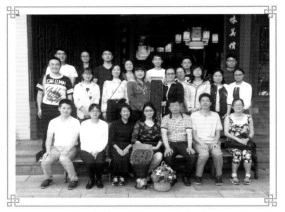

笔者（左一）与国医大师邓铁涛弟
子劳绍贤教授

笔者（第一排右四）与丈夫
龙鑫教授、龙姜氏弟子

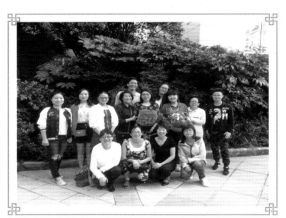

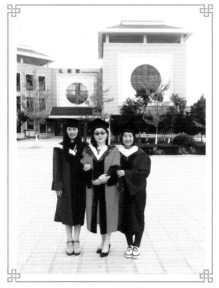

笔者与姜氏弟子

笔者与 2013 届毕业弟子

国家中青年名中医

姜丽娟

中青年临床家丛书

姜丽娟 主编

全国优秀中医临床人才"研修项目成果

"中医黄埔军校"学员临证经验选粹

中青年中医临床家医案医论精选

总主编
杨建宇

中原农民出版社
·郑州·

图书在版编目(CIP)数据

国家中青年名中医·姜丽娟/姜丽娟主编.—郑州:中原农民出版社,2018.4
(中青年临床家丛书)
ISBN 978-7-5542-1855-6

Ⅰ.①国… Ⅱ.①姜… Ⅲ.①中医临床-经验-中国-现代
Ⅳ.①R249.7

中国版本图书馆 CIP 数据核字(2018)第 036522 号

国家中青年名中医·姜丽娟

GUOJIA ZHONGQINGNIAN MINGZHONGYI·JIANGLIJUAN

出版: 中原农民出版社		
地址: 河南省郑州市经五路 66 号	**邮编:** 450002	
网址: http://www.zynm.com	**电话:** 0371-65751257	
发行单位: 全国新华书店		
承印单位: 新乡市豫北印务有限公司		
投稿邮箱: zynmpress@sina.com		
医卫博客: http://blog.sina.com.cn/zynmcbs		
策划编辑电话: 0371-65788653	**邮购热线:** 0371-65724566	
开本: 710mm×1010mm 1/16		
印张: 9.5	**插页:** 4	
字数: 164 千字		
版次: 2018 年 4 月第 1 版	**印次:** 2018 年 4 月第 1 次印刷	
书号: ISBN 978-7-5542-1855-6	**定价:** 30.00 元	

编 委 会

内容提要

　　本书对"全国优秀中医临床人才"姜丽娟主任中医师的临床经验及跟师心得进行了总结。作者参加了国家中医药管理局第三批全国优秀中医临床人才研修项目学习,读经典,拜名师,做临床,结业后被授予"全国优秀中医临床人才"称号。

　　本书为姜丽娟主任中医师参加研修项目期间,"读经典,拜名师,做临床"的宝贵经验积累而成,内容包括医案鉴赏、学习心悟、跟师心得等。"医案鉴赏"包括内科杂病医案精选和妇科杂病医案精选。"学习心悟"包括七损八益、读《黄帝内经》谈不孕症的诊疗思路、学习经典的体会等。"跟师心得"包括跟师张良英教授、孙光荣教授、张震教授、罗颂平教授、祝之友教授时的学习历程和心得等。

　　本书可供中医、中西医结合临床工作者及中医药高等院校学生参考学习。

给他一个支点，他就是国医大师！

——《中青年临床家丛书》代序

　　"给我一个支点，我就可以把地球撬动！"这是大家所熟知的名言！而对于近千名的一、二、三批"全国优秀中医临床人才"（简称"国优人才"）来讲，我们都有这样一个共识：给他一个支点，他就是国医大师！这就是我们组织编辑出版这套《中青年临床家丛书》的目的。

　　在党的十八大和煦改革春风拂面之时，在艳阳普照之际，中医药工作迎来了有史以来最佳的机遇和挑战！第二届国医大师表彰大会在全国人民瞩目下于人民大会堂胜利召开，这是中医药界的荣光和骄傲，这是中医药界名医辈出的具体体现，这是党和政府及有关部门对国家中医药顶尖大家的赞扬和肯定！这是践行中医药事业大发展大繁荣之中医梦的切实行动！这是鞭策更多的青年中医人构筑中医梦的集结号！借此历史机缘，我们适时地推出《中青年临床家丛书》，希望对广大国优人才早日成长为国家级名老中医，早日成为国医大师助绵薄之力，为中医药大发展大繁荣增光添彩！

　　也许大家都知道，国家中医药管理局"全国优秀中医临床人才"研修项目是国家中医临床人才培养的顶级项目，是由国医大师孙光荣老教授策划并实施的最高层阶的中医临床人才继续教育项目。这个研修培训班以"读经典、做临床、跟名师"为中心，从全国中医主任医师中精优选拔人才，进行系统培训，培训班有"中医黄埔"之称。中医临床家、文献学家、教育家（中医泰斗吕炳奎语），中医书法家（《中国中医药现代远程教育》杂志李彦知社长语），中医演讲家（中医古籍出版社刘从明社长语），著名中医药文化学者（《中国中医药报》"中医君按"语），中医思想家（吉林省卫生厅邱德亮厅长语），中医战略家（《光明中医》杂志杨建宇主编语）孙光荣老教授担任一、二、三批"中医黄埔班"班主任，而杨建宇教授是二批的班务、三批的班主任助理，在孙光荣教授领导、指导下，竭力为近千名国优人才的研修、学习服务。然而，近千名"中医黄埔班"的学员比较关心的一件事，也是班主任孙光荣老教授最操心的一件事，就是国优人才的"名号""名誉"问题一直没得到满意的解决。当然,大家研修是为了中医学术发展的飞跃,临床疗效的提高,中医学术思想的启迪,绝不是奔着名利而来。但是,恰如其分的名字、名誉、赞誉,是对近千名"中医黄埔班"学员刻苦学习、成绩优异的肯定和赞许,是顺理成章之事!对于这些奋斗在一线临床的中青年中医来讲,一个适宜的名号,对其成长是不可或缺的!对这些"中医黄埔班"学员尽快成长为一代名医,成为名中医,成为名老中医,成为国医大师,是必不可少的!尤其是,这对这些优秀的青年名中医的成长具有严谨的赞许、肯定和重要的鼓励、鞭策作用,对这些优秀名中医成长为临床大家会起到促进推动和桥梁过渡作用!因此,在中原出版传媒集团的大力支持下,在我们医药编辑的努力下,就有了这一套《中青年临床家丛书》的顺利面世!我们衷心希望,本系列丛书的出版能成为这些国优人才终成国医大师的"支点"之一,为中医药大发展大繁荣,再度成为人类共享医学之中医梦的实现而做出应有的贡献!

必须说明的是,这套书是我们医药编辑兼顾问杨建宇教授策划并指导实施的。这是为了完成他中和医派师傅孙光荣教授的一件心事,给近千名未来国医大师一个"支点",自然应该由杨建宇教授来担任本套丛书的总主编,然而,他起先是坚决拒绝任何署名的。因为,虽然此套书是专为国优人才出的,然而,牵涉面太广,人太多,上至国家中医药管理局,下至各省市中医药局,直至各基层医院,稍有不慎,就会出错,人多嘴杂,难免被人说三道四。最后,经过大家认真讨论,杨建宇教授才毅然决然地挑起了总主编的担子,用他本人一句话来讲:"真中医就应该有点精气神!干真中医事就应该有点担当!"难道怕别人猜忌、非议就不干事了?难道怕恩师孙光荣批评责骂就不干活了?难道怕有关领导指责批评就怯懦退缩了?这还是那个高喊"中医万岁"的铁杆中医,还是那个自称为"中和医派创始学人"的杨大夫吗?这还是那个被国医大师孙光荣教授肯定的"中和医派的掌门"吗?这也不是杨建宇教授为人处世的风格呀!为了这近千名中华未来国医大师一个小小的"支点",应该有人担当,此时此刻,非"京畿豫医""明医中和斋主"杨建宇教授莫属。

在大家讨论中,有人提议,应该由"中医黄埔班"班主任国医大师孙光荣教授担任丛书名誉总编或顾问,还应该由国家中医药管理局有关领导、各省市中医药局有关领导担任编委会各主要领导职务,但为了慎重起见,为了给孙光荣教授和各级领导减少不必要的麻烦,就采取了这样的方案:先试验一下,出版一些,分送有关领导、专家审读,并广泛征求意见,认真修订系列丛书后,再补上由有关领导、专家一并担任相关职位的丛书编委会。这也是不得已而为之,还请各位领导和专家见谅。

本丛书以每位"中医黄埔"才子、全国优秀中医临床人才的临证经验和学术思想为主体内容，每人一册，集中展示当今全国优秀中青年临床家的风采，未来国医大师的实力和潜质。每书分临证医案篇、医论医话篇、优秀论文篇（主要是策论和结业论文）三大部分，在临证医案中，有国优人才跟诊的名医典型医案，更多的是自诊的典型医案。

毋庸置疑，本丛书的试验性编辑出版和前期的试点一定存在这样那样的不足和缺点，如在程序上、在内容文字上……都难免有不妥之处。我们衷心希望能得到与本丛书相关的国家中医药管理局领导、各省市中医药局领导、各医院领导及专家不吝赐教，给予批评指导，我们一定端正态度，虚心听取意见，认真研究改进措施，杜绝文过饰非，尽早尽快修正错误，竭力出版精品，为中医药学的发展做出应有的贡献！

最后，再次感谢各位国优人才、"中医黄埔班"学员的艰辛努力，再次感谢国家中医药管理局、各省市中医药局、各医院领导及专家的支持、鼓励、谅解和善意的批评！

美丽中国有中医！

中医万岁！

《中青年临床家丛书》编委会

2014 年 11 月 8 日

目录

上篇　医案鉴赏

内科杂病医案精选

　　笔者崇"和畅"思想,结合仲景"若五脏元真通畅,人即安和"的思路,提出"五脏元真通畅则人体安和无病"的理念,一旦打破了这种状态,病邪人侵势必影响到机体元真气血的通畅,而要使滞塞得解,必使邪有所出。仲景云:"夫诸病在脏,欲攻之,当随其所得而攻之,如渴者,与五苓散,余皆仿此。"五脏元真气血的通畅与否,与六腑气机的通畅亦密切相关,治疗上疏畅六腑闭塞,令不通者通,则是恢复五脏元真气血通畅的可取途径。

案例1　忍小便则手心胀痛案

　　刘某,女,40岁,昆明人。

　　初诊(2014年12月1日):诉其小便较频,有尿即解,若稍忍不尿,则立觉双手掌心疼痛,而且越忍越感胀痛加重,当即解完小便,胀痛随之消失。故患者不得不频频如厕,昼夜如此,每隔1~2小时必须上一次厕所,病已3月余不愈。曾去医院做过多次检查:膀胱未发现病变,尿检无异常。诊断不明,用止痛药治疗无效。问其小便色清不黄,小便时无灼热感,察其手掌无红肿发热之象。舌色淡紫,舌苔薄白,脉沉细缓。

　　辨证:膀胱气化不利,水气凌心,影响经脉。

　　治法:化气利水,兼化瘀通心脉。

　　主方:五苓散加味。

　　　　处方:丹参35g,茯苓25g,炒白术15g,猪苓15g,泽泻10g,桂枝10g。5剂,水煎服。

　　二诊(2014年12月6日):诉服药后手掌心胀痛大减,小便次数明显减少。患者自己试探着强忍尿时,其手掌心胀痛亦较轻微。舌脉如前,仍拟原方加味治之。

处方：丹参35g，茯苓25g，炒白术15g，猪苓15g，泽泻10g，桂枝10g。7剂，水煎服。复诊痊愈。

按：笔者崇孙光荣教授"中和"思想认为本病案乃膀胱气化不利，水气凌心，脏腑功能失和所致。又手掌为劳宫和神门所处之位，心经和心包经所过之部。《灵枢·经脉》云："心手少阴之脉……入掌内后廉……是主心所生病者，掌中热痛。"小便者，膀胱所主；膀胱者，肾所主。若膀胱气化不利，水气盛，水盛可以凌心。而掌中，是心经经脉循行部位。如此推敲，就是由于水气所凌，影响到心经经脉所致的掌中胀痛，因此，取五苓散化气利水，重加丹参，入心脉达到通络止痛，使脏腑功能通调，故显效。

案例2 腹胀小便频数案

方某，女，38岁，职员。

初诊（2014年5月5日）：患者1个月前某日17时开始玩游戏，直至凌晨3点，其间只喝茶水，忘记上厕所，游戏结束后方觉少腹胀甚，小便急需排出，但排完小便后仍觉少腹部胀满不舒。第二天，胀满有增无减，且小便虽解而犹觉未净，小便次数明显增多，经服用中西药治疗，病经1个月之久不愈，其少腹胀满、小便频数症状均未见减轻，并时而出现小便失禁，遂至中医专家门诊求治。诊见：腹胀小便频，精神疲乏，舌淡、苔薄滑，脉细而缓。

病机：水证兼气虚。

病症：少腹胀满，小便频数。

方证：五苓散加味。

处方：红参10g，泽泻15g，猪苓10g，茯苓10g，炒白术10g，桂枝10g。7剂，水煎服。

复诊（2014年5月13日）：其少腹胀、小便频均大减，原方再进7剂，病愈。

按：本病案乃水证兼气虚。此少腹胀满，小便不利，乃《伤寒论》之蓄水证。而《素问·灵兰秘典论》曰："膀胱者，州都之官，津液藏焉，气化则能出矣。"膀胱蓄水，气化失常，以致气化失司，脏腑功能失调，五脏元真不畅，故出现少腹膀胱部位胀满及小便频数甚则小便失禁之症。其治法应化气利水。而患者精神疲乏，舌淡脉细，又应该扶正益气，故加红参。

案例3 手足心多汗案

陈某，男，30岁，昆明人。

初诊(2014年5月20日):诉手足心汗多5年余,手心汗尤多,情绪紧张或者天气热时,则手掌中汗出直流,脚感觉踩在水里,患者深为苦恼,兼见眠差、恶寒、头晕、滑精,偶伴心慌、心悸。诊见舌淡红、苔薄白,脉细。

辨证:心阳虚。

治法:养心通阳敛汗。

主方:桂枝龙牡汤加减。

处方:黄芪45g,桂枝6g,白芍10g,炙甘草6g,煅龙骨45g,煅牡蛎45g,炒龟板35g,炒酸枣仁30g,浮小麦40g。10剂,水煎服。

二诊(2014年6月1日):诉服上方后手足心汗出悉减,舌淡红,苔薄白,脉细。继服原方15剂而愈。

按:本病案乃心阳虚,手足心为手厥阴、手少阴、足少阴经过之处,与心、肾相关。患者手足心汗多,尤以手心汗多,且夜寐不安,恶寒、头晕、滑精偶伴心慌、心悸,每遇精神紧张则汗出加,为心气不足所致。《难经》云:"损其心者,调其营卫。"方用桂枝加龙骨牡蛎汤,桂枝汤使阴阳和,营卫和,龙骨、牡蛎敛汗,更加炒龟板滋阴潜阳,浮小麦养心止汗,枣仁养心安神而敛汗,使心阳和而汗止神安。

案例4 自汗案

朱某,女,35岁,文山人。

初诊(2015年1月12日):患者右侧半身自汗而左侧半身不出汗,天冷时则自汗更多,伴全身畏寒,右侧上下肢明显厥冷,右半身及右肢麻木,发病已5年。舌淡红、苔薄白,脉细。

辨证:阳虚自汗。

治法:益气温阳,调和营卫。

主方:黄芪五物汤合桂枝加附子汤加味。

处方:黄芪45g,桂枝12g,白芍15g,附片12g,地龙15g,全蝎6g,甘草6g,大枣10g,生姜10g。10剂,水煎服。

二诊(2015年1月25日):服药后,左半身自汗较前减轻,一身畏寒明显减轻,右侧上下肢厥冷及麻木亦见减少。如此方证已合,再拟原方加龙骨35g、牡蛎35g,10剂,以加大固表敛汗之力。

三诊(2015年2月8日):诉服上方之后,诸症明显减轻,停药观察了一段时间,虽遇几次天气冷,但自汗、畏冷亦明显好转。口不渴,小便不黄。舌色仍淡红、苔薄白,脉细。乃拟原方再进10剂,痊愈。

按:本病案乃阳虚自汗,《素问·生气通天论》云:"汗出偏沮,使人偏枯。"汗出偏沮系人身营卫失和所致,其偏汗之侧营卫气虚,易被风邪所中故可发为偏枯。治病当治疗其本,益气温阳,调和营卫,阴阳和,病自愈,五脏元真通畅,病不治而愈。

案例5 梅核气案

陈某,女,55岁,昆明人。

初诊(2014年9月4日):2年前因感冒后咽喉不适,刻下证见:咽部不适、如鲠在喉,吐之不出,吞之不下,自感乏力。舌绛、苔少,脉细涩。

西医诊断:慢性咽炎。

中医诊断:梅核气。

治则:化痰、解郁、利咽。

处方:人参15g,黄芪30g,丹参15g,川郁金15g,木蝴蝶5g,法半夏5g,苏子10g,厚朴10g,茯苓10g,陈皮15g,降香5g,生甘草5g,桑叶10g,野菊花5g。7剂,每日1剂,水煎服。

二诊:服上方后,梅核气症状减轻,已咳吐出胶结之顽固痰。舌淡、苔少,脉细缓。上方加阿胶10g,以助滋阴补血之功。嘱患者应调节情绪,保持心情舒畅,树立战胜疾病的信心,忌食辛辣刺激性食物,预防感冒和咽炎的发生。

按:本症为脾虚肝郁,痰凝气滞证。梅核气一病,汉代张仲景《金匮要略方论》论述:"妇人咽中如有炙脔,半夏厚朴汤主之",唐代孙思邈《千金要方》描述:"胸满心下坚,咽中贴贴,如有炙脔,吐之不出,吞之不下",至明代孙一奎《赤水玄珠》首次提出"梅核气"这一病名。本证中医责之于脾虚肝郁,痰凝气滞,故治以健脾疏肝。本证应以化痰、解郁、利咽之药组方,7剂获效。因本例患者病久痰瘀互结,化火伤阴,在气顺、火退之后以阿胶滋养肝肾胃之阴以善其后。此外,梅核气属于郁证范畴,在治疗过程中,心理疗法也很重要,因此要嘱患者保持心情舒畅,使气血和,意志和,元真通畅,病乃愈。

案例6 喉痹案

朱某,男,55岁,昆明人。

初诊(2015年7月10日):吸烟史20余年,梅核气。因长期吸烟咽部经常发炎,用消炎药过量导致肠胃不适,大便每日4~5次之多。刻下证见:口干,口苦,口臭,耳鸣,耳痒,鼻热、干,呈红疱,咽部有异物感。口腔常有血疱,易疲劳,多梦,大便不畅、尿频。舌淡、边有齿痕、苔少,脉细涩。

证属:气郁痰阻阴虚证。

治则:行气解郁,滋阴清热。

处方:西洋参15g,黄芪30g,丹参15g,郁金10g,檀香木10g,百合15g,炒六曲10g,车前子10g,生地黄10g,赤芍10g,地骨皮10g,紫苏叶5g,生甘草5g。7剂,水煎,每日1剂。

二诊(2015年7月18日):服上方,诸证减轻。口中异味已除,但胃脘偶有痛感,咽部舌咽不适,舌淡红、胖大、边稍有齿痕,苔薄白、舌裂痕已减,脉少涩。上方去檀香木、百合、炒六曲、车前子、生地黄、赤芍、紫苏叶;加山慈菇10g,猫爪草10g,银柴胡10g,苦桔梗10g,木蝴蝶5g,广橘络5g,生甘草5g。7剂,服法同前。

三诊(2015年7月26日):服上方后患者明显好转,信心倍增,原方继续服10剂,痊愈。

按:本症为气郁痰阻阴虚证,不能用半夏厚朴汤,因为半夏厚朴汤是治疗气郁寒痰型梅核气的基本代表方,但并非通治所有证型的梅核气,只有分型辨治梅核气,才能取得预期的效果。本例以证属气郁痰阻阴虚证,应治以行气解郁,滋阴清热,疗效显著。

案例7 眩晕案

白某,女,60岁,昆明人。

初诊(2016年2月18日):患者间断发眩晕5年,严重时觉天旋地转,甚则恶心呕吐。现症:头晕,头部如有物裹,后脑部有明显晕胀感,头颈部偶发潮热,耳鸣耳聋,头目不清,心中烦闷不舒,以前稍服凉食物则胃脘不适,食纳差,二便如常,舌暗红、苔薄黄,脉弦。诉既往高血压病史5年,并长期服用降压药。

辨证:风阳上扰。

治法:潜阳息风。

主方:镇肝息风汤加减。

处方:野天麻35g,钩藤35g,石决明30g,代赭石30g,炒龟板30g,生龙骨30g,生牡蛎30g,白芍25g,玄参20g,天门冬20g,川牛膝20g,甘草6g,炒麦芽10g。5剂,水煎服。

二诊(2016年2月24日):服上药后,患者头晕减,心烦除,目下觉心悸,寐欠安,耳鸣,口干,舌暗红、苔薄黄,脉弦。再拟镇肝息风汤加入养心安神之品治之。

处方：炒酸枣仁35g，柏子仁20g，炙远志10g，麦冬20g，白芍20g，玄参20g，天门冬15g，代赭石20g，生龙骨15g，生牡蛎15g，野天麻30g，钩藤20g，石决明20g，甘草6g，炒麦芽15g。15剂，水煎服。

按：本例患者年老肝肾亏虚，水不涵木，而见肝阳上亢、上盛下虚之头晕、后脑及颈胀、耳鸣耳聋、头目不清等诸症。而《黄帝内经》云："诸风掉眩，皆属于肝。"又舌暗红、苔薄黄、脉弦，证属风阳上扰。治以镇肝息风汤加野天麻、钩藤、石决明，以平肝潜阳，使意志和，气血和，而病愈。

案例8 失眠案

江某，男，30岁，昆明人。

初诊(2015年5月2日)：诉失眠10年余，每天仅睡3～4小时，伴心烦急躁，时有心悸，口干，精神紧张，健忘，大便秘。舌暗红、苔薄少，脉细略数。

辨证：肝血不足，虚热内扰。

治法：养血宁心，潜镇安神。

主方：酸枣仁汤合枕中丹加味。

处方：炒酸枣仁35g，知母15g，川芎10g，茯神25g，甘草6g，石菖蒲15g，炙远志10g，炒龟板40g，龙齿20g，珍珠母32g，琥珀5g，合欢花10g，火麻仁20g，柏子仁20g。10剂，水煎服。

二诊(2015年5月26日)：诉服上方后失眠减轻，仍心烦，精神紧张，健忘，口干，手足心热。舌红、苔薄少，脉细略数。

继服上方加地骨皮15g(退虚热)，天花粉15g(生津止渴)。15剂，水煎服。

三诊(2015年5月26日)：诉诸证悉减，每晚能安睡6小时左右，诊见舌淡红、苔薄，脉细。继服上方20剂以善后收功。

按：本例患者失眠而伴心烦健忘，口干，舌苔薄少，脉细，乃肝血不足，虚热内扰而致气血阴阳失调。故以酸枣仁汤养血除烦，合枕中丹潜镇安神，更加龙齿、珍珠母、琥珀以镇惊安神，消除精神紧张之症，顽固失眠获得很好疗效。是以气血和，阴阳和，而五脏元真通畅，故病愈。

案例9 胸痹案

徐某，男35岁，昆明人。

初诊(2015年8月13日)：心前区疼痛连及左侧肩背部痛1年，加重2个月,无心悸、气促。自诉数年前曾有胸部外伤史,但目前无压痛及叩击痛,心电图未见异常,舌淡紫、苔薄白腻,脉细。

辨证:痰瘀痹阻。

治法:行气化痰,活血通络。

主方:丹参饮合颠倒散、瓜蒌薤白枳实汤加味。

处方:三七20g,檀香10g,丹参35g,砂仁10g,郁金20g,广木香10g,炒瓜蒌25g,薤白20g,枳实10g。15剂,水煎服。

二诊(2015年8月27日):服药后胸闷、胸背痛减轻,但近日头晕,多梦易醒,舌淡紫、苔薄白腻,脉细。原方加味。

处方:野天麻25g,炒酸枣仁30g,炙远志10g,三七20g,檀香10g,丹参35g,砂仁10g,郁金20g,广木香10g,炒瓜蒌25g,薤白20g,枳实10g,15剂。药后诸证悉除。

按:此患者胸痛及背,舌淡紫,苔薄白腻,属痰瘀痹阻。痰瘀阻络,影响气血运行,至阴阳失调发为胸痹。丹参饮、颠倒木金散均行气活血,治疗血瘀气滞之心胃诸痛;瓜蒌薤白枳实汤通阳散结,祛痰宽胸,使患者气血畅通,阴阳调和,痰瘀得化,痹痛得除。是以气血和,阴阳和,而五脏元真通畅,故病愈。

案例10 头痛案

丁某,女,38岁,昆明人。

初诊(2015年10月23日):诉前额痛数年,遇冷或劳累则加重,兼精神疲乏,时有眩晕,小便清,大便溏。舌淡红、苔薄白,脉细。

辨证:气虚头痛。

治法:益气升清。

主方:顺气和中汤加减。

处方:西洋参片10g,黄芪25g当归20g,炒白术10g,陈皮10g,升麻5g,柴胡10g,川芎10g,白芍10g,葛根20g,蔓荆子10g,防风10g,细辛3g,炙甘草10g。10剂,水煎服。

二诊(2015年11月6日):诉服上方后头痛明显减轻,舌苔薄白,脉细。予上方加桂枝5g。15剂。半年后随诊未复发。

按:头为清阳之府,赖精气血之濡养,若气虚则清阳不升,精血亦不能到达,则头失所养,气血阴阳亏虚日久则为瘀,可发为头晕头痛。此患者头痛数年,且遇劳加重,兼神疲、脉细,乃气虚之证,用顺气和中汤为主方。此方补中益气汤加白芍养血,川芎、蔓荆子、细辛祛风止痛,为中气不足、清阳不升所致头痛的效方。气血阴阳调和,而五脏元真通畅,故病愈。

案例 11　心悸案

周某,女,60 岁,昆明人。

初诊(2015 年 10 月 7 日):心中悸动不安 30 余天,兼身烦热,形体瘦小,手足心热甚,盗汗,手足蠕动,夜寐不安,口干,胃胀、嗳气,不欲食,大便溏,舌红、无苔,脉细数。

辨证:阴虚风动。

治法:滋阴潜阳,息风定悸。

主方:三甲复脉汤加减。

处方:炒龟板 40g,炒鳖甲 40g,生牡蛎 25g,生地黄 30g,地骨皮 20g,白芍 20g,麦冬 20g,砂仁 10g,广木香 10g,炒酸枣仁 35g,炙甘草 5g。15 剂,水煎服。

阿胶 200g,碾粉,分 15 天冲服。

二诊(2015 年 10 月 24 日):服药后心悸、失眠、手足心热均减轻,手足蠕动亦减,胃胀、嗳气消失,但仍舌红无苔,脉细数。继服三甲复脉汤 15 剂。

处方:生地黄 20g,炙甘草 10g,白芍 10g,炒酸枣仁 30g,炒龟板 30g,炒鳖甲 30g,生牡蛎 15g,地骨皮 10g。15 剂,水煎服。

阿胶 200g,碾粉,分 15 天冲服。

按:患者一身烦热,手足心热,而口干、舌红无苔,脉细数,一派阴虚内热之象。因真阴虚损,水不济火而心悸、失眠;水不涵木故肝风内动而手足蠕动。吴鞠通认为,复脉为热邪劫阴之总司也,三甲复脉汤主"下焦温病热深厥甚,脉细促,心中憺憺大动,甚则心中痛者",此患者之主症恰好与之相符,从而阴阳和,气血调和,病自愈。

案例 12　头痛案

李某,男,55 岁,昆明人。

初诊(2015 年 8 月 10 日):其家人前来告知,患者头痛约 3 个月不愈,每天从太阳升起时始发作,整个白天疼痛不休,直至日落黄昏时头痛即停止,近 3 个月来,不仅头痛未止,而且伴有视力下降,去医院诊治,诊断为血管神经性老年性白内障。由于天气炎热,患者畏惧阳光,余遂乘车前往视之,见患者躺在卧榻,正在用冷水毛巾敷其头额部。询其头痛部位,患者说头额部连及目眶,尤以眉骨为甚,其他处均不见疼痛。下午 6 点太阳落下时,头痛准时停止。疼痛难忍,初服索米痛片尚可控制少许,久服却不能取效。每天只能以冷水毛巾频频敷之,以求痛势缓解。头痛时伴有目胀,且头额疼痛。近 1 个月来视力明显下降,畏光,目蒙,目中有干涩感,口中微苦,夜寐欠安,其他正常。舌淡红、苔黄,脉细。

辨证:肝血不足,虚热头痛。

治法:养肝血,清虚热。

主方:生熟地黄汤。

处方:生地黄 30g,熟地黄 30g,当归身 20g,白芍 20g,柴胡 10g,黄芩 10g,黄连 5g,天门冬 15g,甘草 6g,地骨皮 15g,枳壳 10g,菊花 10g,葛根 25g,五味子 5g。10 剂,水煎服。

二诊(2015 年 8 月 20 日):诉痛仍定时发作,但痛势减半,目胀明显减轻,目尚有蒙涩感,视力仍未改善,舌脉如前,仍拟上方再进 10 剂。

三诊(2015 年 8 月 30 日):诉头额痛已止,但每从太阳升起时觉头额部有昏沉感,直至下个日落之前即自行消失,目蒙目涩近日明显减轻,视力较前略有改善,口苦已止,但精神较疲乏,睡眠较差,舌苔薄黄,脉细。

再拟前方加减治之。

处方:西洋参片 10g,生地黄 30g,熟地黄 30g,当归身 20g,白芍 15g,柴胡 10g,黄芩 10g,地骨皮 15g,炒酸枣仁 25g,菊花 10g,天麻 15g,甘草 6g。10 剂,水煎服。

四诊(2015 年 9 月 9 日):患者自己来门诊就诊,头痛全止,头部昏沉感亦已解除,睡眠转佳,唯视力未见明显改善,舌苔薄黄,脉细,拟补肝汤善后,并嘱服 1 个月的明目地黄丸,同时嘱其近日用餐时,可多食一点羊肝,以期改善视力。

处方:当归 20g,白芍 20g,川芎 10g,生地黄 20g,炒酸枣仁 20g,木瓜 10g,麦冬 15g,草决明 20g,甘草 6g。10 剂,水煎服。

按:患者白日定时头额部疼痛,《审视瑶函》称之为阴邪风症,谓:"此证专言额角板骨及眉棱骨之病也,发则多为六阳用事之时。"又云:"生熟地黄汤:治目不明,眉骨痛甚,此系肝虚,法当养血凉血益血。"以调和阴阳、气血,故本案用之,其效卓然。

上篇 医案鉴赏 9

妇科杂病医案精选

笔者经过长期临床实践,在不孕症临证诊治中,重视病历书写,强调五方面的内容:①必须询问月经,特别是初潮。月经正常与否可以判断有无排卵。②B超,有助于了解子宫、卵巢等的发育情况。③输卵管检查,特别是输卵管碘油造影能准确判断输卵管通畅与否。④生育史可以帮助诊断是继发不孕还是原发不孕。⑤男方精液数量、活动率等可以判断男女双方的原因。张良英教授认为妇科炎症如急慢性盆腔炎、带下病、子宫内膜异位、癥瘕等均可致不孕,提出此类不孕症的治疗以清热除湿、活血化瘀、通络祛邪为先,然后才调经。笔者认为肾藏精,主生殖,肾为先天之本,孕育为肾之功能,若受外邪之侵袭,则功能失常而不孕,祛邪是为肾的生殖排除障碍,若肾气旺盛,则功能正常而孕矣。祛邪即驱散外来之邪,清化内郁之结。主要针对带下病、妇人腹痛、胞络瘀阻、癥瘕等致不孕。张良英教授认为排卵是受孕的一个重要环节,于月经中期予益肾填精、调补肝肾中药,稍佐活血之品促卵子正常排出以助孕,则胎孕乃成。然不孕妇女孕前或有诸症,孕后可能发生诸多妊娠病影响胎孕,故孕后保胎不可缺少。此即张良英教授"治病先祛邪,邪去正自安""种子先调经""治疗不孕尤重孕后保胎"的学术思想,以此临床辨病与辨证相结合,并随病情变化,分阶段一法数法进行治疗,愈患无数。

案例 13 月经先期案

吴栗,女,23 岁,未婚。

初诊(2013 年 3 月 11 日):因月经提前伴经行腹痛 1 年以上就诊。

患者 13 岁月经初潮,既往月经规律,5/26～30 天,量中,有块,痛经(+)。大学二年级长跑后月经提前,20 天一行,量中,痛经(+)。去年 8 月底 1 个月经行 2 次,服中药好转。平素乏力,经前乳胀,皮肤痤疮频发,心烦。末次月经(Lmp):3 月 9 日,再前次月经日期(Pmp):2 月 11 日,寐欠安,便干。舌边尖红,苔薄黄腻,脉弦数。基础体温(BBT)双相。今日腹部 B 超:子宫大小正常;双附件(-)。平素月经:13 岁初潮,5/20～30 天,近一年以提前为主,量中,伴有腹

部痛剧,腹痛欲呕,痛甚需服止痛药(具体药名不详)。白带量多。Lmp:2013年
3月9日。

望其神志清楚,精神尚可,面色如常,舌边尖红,苔薄黄腻;询其刻下月经第
三天,量中,下腹部隐痛,腰酸,乏力,纳眠稍差,小便调,大便干;诊其脉弦数。

此乃肝旺肾虚,冲任固摄乏力,阴血耗损,肝热愈旺,故见经前乳胀、心烦、便
干、脉弦数等一派热象。诊为月经先期,证属肝旺肾虚,冲任不调。法当清肝益
肾,调理冲任。主以两地汤加味。

处方:生地黄15g,黄芩6g,知母12g,地骨皮12g,生黄芪15g,续断12g,
杜仲12g,苎麻根20g,桑寄生12g,桑螵蛸12g,薏苡仁15g,白术9g。12剂,
水煎服,每日1剂,每日服3次。

二诊(2013年3月25日):现经期将近,无行经预感,时感心烦易怒,面有痤
疮,大便干结,小便频数。Lmp:2013年3月9日。脉细弦,舌偏红,苔黄腻。辨
证属肝旺肾虚,冲任失职。继治予清肝益肾,调理冲任。

处方:生地黄15g,白芍12g,黄芩6g,知母12g,青蒿9g,地骨皮12g,苎
麻根20g,桑寄生12g,桑螵蛸12g,金樱子12g,柴胡6g,延胡索6g。10剂,
水煎服,每日1剂,每日服3次。

三诊(2013年4月15日):6天净,量色同前,经前外阴坠胀,无明显腹痛。
Lmp:2013年4月4日。平素易烦怒,出汗,近2日有乳胀,口干,纳可,药后痛经
缓解,血块不多。脉细弦,舌偏红,苔薄黄腻。仍辨证肝旺肾虚,冲任失职。继治
宜清肝益肾,调理冲任。

处方:生地黄15g,白芍12g,女贞子12g,旱莲草12g,夏枯草15g,续断
12g,桑寄生12g,苎麻根15g,桑螵蛸12g,金银花9g,生甘草6g。12剂,水煎
服,每日1剂,每日服3次。

按:本病案患者月经提前伴经行腹痛,证属肝旺肾虚,冲任失职,而导致经血
先期伴腹痛。又《傅青主女科》谓:"先期而来少者,火热而水不足也。"肝旺肾
虚,冲任固摄乏力。阴血耗损,肝热愈旺,故见经前乳胀、心烦、便干、脉弦数等一
派热象。治以清肝益肾,凉血调经,先予两地汤加减养阴清热,患者热象仍盛,再
拟清经散清热降火,使热去阴不伤,血安而经调。使脏腑功能正常,冲任气血调
和,血海蓄溢有常,胞宫藏泻有时,月经行止有期。

案例14　月经后期案

陈某,女,29岁。

初诊(2012 年 11 月 25 日):月经推后 14 年,未避孕 2 年未怀孕。

患者 15 岁月经初潮后,月经即出现错后 4～5 天至 10 余天不等,最长可达 2 月。结婚 2 年夫妇同居,未避孕,至今不孕。2012 年 5 月起在外院予黄体酮、氯米芬,建立人工周期共 3 个月,停药后仍月经稀发,量适中,色鲜红,有血块,无腹痛,经前无乳胀。B 超提示除子宫小于正常外,余正常。月经:5/34 天～2 个月,量中,痛经(－)。白带量多。Lmp:2012 年 10 月 11 日。

望其神志清楚,精神尚可,舌暗红,舌苔中间黄腻;询其刻下停经 44 天,眠稍差,纳可;诊其脉细弦。

此乃先天肾气不足,冲任亏损,血海不能按时满盈,故月经后期;肾虚精亏,难以摄精成孕,故结婚 2 年不孕。诊为:①月经后期;②不孕症,即为月经后期、原发性不孕症,证属肾虚型。法当补肾养血,填精助孕。

处方:当归 10g,生地黄 15g,熟地黄 15g,赤芍 10g,白芍 10g,川芎 10g,续断 15g,菟丝子 30g,巴戟天 10g,紫河车 10g,紫石英 15g,艾叶 3g,怀山药 15g,制首乌 15g,肉桂 10g。7 剂,水煎服,每日 1 剂。

复诊:以上方加减化裁,患者第四诊时,月经周期正常;七诊时,已经妊娠而痊愈。

按:本病案患者属月经后期,但患者并无腰痛等典型肾虚症状,从月经初潮起即月经不调,可见先天肾气不足,冲任亏损,血海不能按时满盈,故月经后期;且肾主生殖,肾虚精亏,难以摄精成孕,故结婚 2 年不孕,故从肾治。月经的主要成分是血,胎儿也要靠血来滋养。肝藏血,肾藏精,精血互生。四物汤是补血的经典方,使"气血调和"再加上续断、菟丝子、巴戟天、紫河车、紫石英、怀山药、肉桂等补肾填精之品,阴中求阳,阳中求阴,精血充足,血海按时满盈,月事自以时下。种子之法,宜先调经,经水调,精卵相资,故能受孕。女子以肝为先天,调经重在调肝,调肝勿忘养血。

案例 15 月经先后无定期案

王某,女,32 岁。

初诊(2012 年 8 月 1 日):因经行不畅就诊。主诉月经不规律数年。

时而月经提前,20 天一至;时而推后,40 天一至。经期眩晕烦躁,夜寐不酣,小腹凉。腰酸,胸胁胀满,下连左少腹,上涉胸乳。曾多方求治,屡服疏肝活血调经之剂而症情有增无减。B 超未见明显异常。月经 5/20～40 天,量中。白带量多。Lmp:2012 年 7 月 27 日。1 次人工流产。

望其神志清楚,精神尚可,舌质淡苔白;询其月经第 6 天,已净,纳眠可,二便调;诊其脉弦,左寸小,右尺沉。

此乃一派肝郁之象,然细察舌脉:其脉虽弦,只在关部为甚,而左寸小、右尺沉,舌质淡、苔白。四诊合参,辨为血虚肝郁,累及冲任。血虚是本,肝郁为标。诊为月经先后无定期,证属肝郁血虚。法当以养血调肝为主,辅以健脾温肾。

处方:生地黄 18g,当归 18g,赤芍 10g,白芍 12g,柴胡 3g,川楝子 9g,炒白术 12g,茯苓 18g,酸枣仁 12g,炙远志 6g,陈皮 10g,淫羊藿 9g,红花 9g,生杜仲 12g,牡丹皮 6g。7 剂,水煎服,每日 1 剂,每日服 3 次。

二诊:眩晕减,夜寐好,脘胁较舒,情绪渐佳,带下亦减。脉转柔和,舌苔根剥。此肝郁渐舒而阴血仍亏,肝之母为肾,乙癸同源,故再以原法加滋肾之品为治:前方去红花、远志、陈皮、杜仲,加生地黄 10g、熟地黄 10g、枸杞子 12g、怀牛膝 10g、党参 18g、制香附 12g、鲜生姜 3 片。10 剂,水煎服,每日 1 剂,每日服 3 次。

三诊:月经按期而至,经前、经期诸症消失,小腹凉感亦减,脉仍细,舌根剥苔缩小。因返台日期已近,再以原法拟一方带回常服。随访言月经周期、色、量均已正常,诸症悉除且精力甚旺。

按:本病案患者月经先后不定期,本证应四诊合参,证属肝郁血虚,累及冲任,意志失和所致。血虚是本,肝郁为标。《圣济总录》云:"妇人纯阴,以血为本,以气为用,在上为乳饮,在下为月事。养之得道,则营卫流行而不乖,调之失理,则气血愆期而不应。"肝藏血,喜条达,主疏泄,内寄相火,而"女子以肝为先天",故肝对妇女生理具有重要作用。在临床上,妇科诸疾,如月经不调、痛经、不孕症等,多以血虚肝郁为主要病机,治之当养血调肝,以逍遥散加减。但当重用当归、赤芍、白芍为君,柴胡仅用小量为佐使。叶天士曾言"肝为刚脏,必柔以济之,自臻效验耳",又云"柴胡劫肝阴"。所以本案重用当归、芍药,合地黄、酸枣仁养血柔肝,少佐柴胡,顺其条达之性而又不犯虚虚之戒。脾虚肝旺之月经先后不定期,治以健脾疏肝,清心豁痰,凉血活血。待心肝火平,处以活血止痛汤健脾疏肝,活血祛瘀,终使经血调、气血和而诸症平。

案例 16　月经过少案

李某,女,31 岁,已婚。

初诊(2013 年 2 月 25 日): 主诉未避孕 2 年未怀孕,月经量少半年。

经期、周期尚准,7 ～ 8/23 ～ 25 天,量少,色暗,偶有右小腹痛。Lmp:2013 年 2 月 9 日,经行 8 天。平素时感神疲乏力,纳少,便调,眠安。既往有功能失调性子宫出血、子宫内膜囊肿病史。检查资料:BBT双相不典型,高温相9天。2007年9月行内膜囊肿腹腔镜下剥离术,术中见两侧输卵管扭曲,但可通。2008年8月子宫输卵管造影术(TSG)提示:双侧不通。月经:7~8/23~25天,量少,色暗,偶有右小腹痛。白带少。Lmp:2013年2月9日。2次人工流产。

望其神志清楚,舌淡暗、苔薄腻,有瘀紫;询其神疲乏力,纳少,眠可,二便调;诊其脉细软。

此乃肝肾耗伤,肝脾不和,精血日益衰少,经源匮乏,以致经行量少、色淡,伴神疲腰酸,脉细软。诊为月经过少,即为①月经过少;②继发不孕。证属肾虚证。法当补肾益气调经,调理冲任。

处方:党参20g,黄芪20g,菟丝子12g,覆盆子15g,金樱子12g,当归身15g,熟地黄12g,白芍15g,怀山药12g,山茱萸12g,柴胡6g,制香附12g。12剂,水煎服,每日1剂,每日服3次。

二诊(2013年3月11日):量较前略增,无血块,腰酸痛,右下腹抽掣痛,BBT双相。Lmp:2013年3月8日。寐差梦多,入睡多汗,便干。脉弦,舌暗红、苔薄黄腻。仍属肝肾不足,冲任气机不利,治宜疏肝补气养血,通利冲任。

处方:生黄芪15g,当归15g,丹参20g,茯苓12g,茯神12g,首乌藤20g,合欢皮12g,柴胡6g,川楝子12g,制香附12g,王不留行子12g,路路通12g,苏罗子12g。12剂,水煎服,每日1剂,每日服3次。

三诊(2013年3月25):7天净,量中,第二天小腹胀痛。Lmp:2013年3月8日。现脉弦细,舌胖有齿印,有瘀点。仍属肝肾不足,络脉气机受阻,治宜补肾养肝疏冲。

处方:生黄芪15g,当归20g,丹参20g,赤芍15g,柴胡6g,制香附12g,川楝子12g,王不留行子15g,石见穿15g,路路通12g,蒲公英15g,红藤15g,甘草6g。12剂,水煎服,每日1剂,每日服3次。

四诊(2013年6月4日):上方加减调治2个月后,经行无腹痛,经量较多,色砖红(以往色暗);平素右下腹痛明显好转。BBT双相。脉细弦,舌淡胖,有齿印,苔薄腻少津。治遵原法,清利疏冲。

处方:蒲公英20g,红藤20g,刘寄奴15g,石见穿15g,王不留行子15g,柴胡6g,延胡索6g,川楝子12g,路路通12g,石菖蒲9g,莪术9g,白术9g,三棱12g,青皮10g,陈皮10g。12剂,水煎服,每日1剂,每日服3次。

按:本案患者月经量少,继发不孕;证属肾虚证。法当补肾益气调经,调理冲任。该患者内膜囊肿术后肾气不足,脉络气机受阻,经投健脾益肾,滋养肝血,调治3个月,脏腑安和,气血渐充,血色转红,而告痊愈。患者有子宫内膜囊肿病史,为防宿瘀留滞,瘀久化热,冲任气滞,丹参、赤芍凉血化瘀;蒲公英、红藤清热化湿;苏罗子、路路通配伍,疏冲通络,是治疗输卵管阻塞性不孕、小腹胀痛常用药。脏腑功能正常,冲任气血调和,血海蓄溢有常,胞宫藏血有度,从而经量增多。

案例17 月经量多案

杨某,女,未婚,25岁。

初诊(2012年12月3日):主诉月经量多8年,现阴道流血10天未止。

患者14岁初潮,月经正常来潮3年,8年前开始月经来潮逐渐量多,28~30天一至,7天内可干净,到医院检查多次,诊为"功能失调性子宫出血",予对症处理治疗,病情时好时坏。3年前开始,月经来潮量增多明显,可持续10余日,每次用卫生巾数包。多次住院,给予"大量雌激素及其他止血药"治疗,血止后出院,下次月经来潮时又复发。常贫血到血红蛋白70g/L左右,8个月前到昆明医科大学第一附属医院就诊,诊断为"原发性血小板减少症",血小板最低时仅为22×10^9/L。给予"中药及升血小板药治疗",月经量仍多。今日腹部B超:子宫大小正常;双附件(-)。无痛经,白带量多。Lmp:2012年11月23日。未婚,1次人工流产。

望其神志清楚,面色苍白,口唇爪甲黏膜苍白,舌淡、苔薄白;询其刻下月经来潮10天未净,量多,白天用大半包卫生巾,夜间用"尿不湿"3片,色淡红,无血块,无腹痛,神疲乏力,头昏欲仆,口干;诊其脉细数无力。

此乃月经量多,耗伤气血,气虚不摄血,冲任不固而导致经血更多;血多耗伤阴精,血虚不能上荣而致面色苍白、口唇爪甲黏膜苍白、神疲乏力、头昏欲仆的气阴血亏、冲任不固证候。诊为①月经过多;②原发性血小板减少症。证属气血亏虚。法当益气固崩止血。予固冲汤加减。

处方:炙黄芪30g,白术15g,山药15g,阿胶珠15g,鹿角霜15g,旱莲草15g,仙鹤草15g,茜草10g,生龙骨30g,生牡蛎30g,乌贼骨15g,熟地黄15g,益母草15g。5剂,水煎服,每日1剂,每日服3次。

二诊(2012年12月9日):服药2天后流血明显减少,4天止血,头昏神疲等症稍有好转。上方加续断15g,续服4剂,服法同前。

三诊(2012年12月14日):流血已尽1周。投当归补血汤。

处方:女贞子15g,枸杞子15g,熟地黄15g,山茱萸15g,杜仲15g,旱莲草15g,砂仁(后下)10g,当归10g,黄芪30g。服至经来改服初诊方,水煎服,每剂服 2 天,每日服 2 次。

四诊(2013 年 1 月 5 日):诉月经 12 月 22 日来潮,经量已减少 1/3,8 天净,头昏神疲乏力好转,仍有口干。二诊方服至经来,改服初诊方,服法同前。

五诊(2013 年 2 月 6 日):诉月经量已减少一半,用卫生巾不足两包,余症亦明显好转(查血小板:102×10^{12}/L)。继按上法服药 3 个月。3 个月后随访月经正常。

按:本案患者本是"原发性血小板减少"致月经量多,就诊前一直按"功能失调性子宫出血"治疗,属误治。有 8 年病史,月经量多,此为他病致经病。血小板减少属中医"血证",发病原因多为脾虚气弱,阴虚火旺。如明代《证治准绳·妇科·调经门》所曰:"经水过多,为虚热,为气虚不能摄血。"清代《傅青主女科·调经》认为本病为血虚而不归经所致。本案患者月经量多,耗伤气血,气虚不摄血,冲任不固而导致经血量多,属于"气血不和"。按古人对该病的认识并结合临床经验,张良英教授采取"急则治其标,缓则治其本"的原则——月经期"益气固冲,塞流止血",月经后"益气养血,调理冲任"。初诊用固冲汤加减。方中炙黄芪、白术、山药补气摄血固冲;鹿角霜、熟地黄滋补肝肾,养精血,益冲任;阿胶珠、旱莲草、仙鹤草、茜草、生龙骨、生牡蛎、乌贼骨收敛固涩止血;益母草祛瘀止血,防血止留瘀。全方共奏益气固崩止血。三诊血止以当归补血汤、归脾汤益气养血,调理冲任,以善其后。在止血药里喜用鹿角霜温阳止血,补益剂中重用黄芪益气摄纳,众多补益药中善用砂仁醒脾,补而不腻。

案例 18　月经量多案

秦某,26 岁,已婚。

初诊(2012 年 9 月 21 日):主诉月经量多 1 年余。

患者 1 年前无诱因出现月经量多,曾服中药、西药治疗无效来诊。近半年多次 B 超:子宫上下径 56mm,前后径 43mm,横径 52mm,内膜 2～3cm。2012 年 6 月 7 日诊刮:①分泌期子宫内膜;②慢性宫颈炎伴糜烂及鳞状上皮增生。月经:4～5/28～30 天,量多(每次需 2 包多卫生巾),有血块,第 1 天腹痛剧。Lmp:2012 年 9 月 18 日。白带量偏多。结婚 2 年,避孕。

望其面色苍白,疲乏无力,气短懒言,舌淡、边有齿痕,苔白;询其刻下月经第 3 天,月经过多,纳差,小便利,便溏;诊其脉细弱。

此乃气虚冲任不固,血失统摄,"气血失和",故经行量多;气虚火衰,阳不化血,则经血色淡质稀;气虚阳气不布,则面色苍白;气虚中气不振则疲乏无力,气短懒言;气不摄血,血不归经,胞脉失养,则腹痛绵绵;舌淡苔白、脉细弱均为气虚血少之征。病性属虚。诊为月经量多,即为月经不调,证属脾气虚。法当虚则补之,拟健脾益气摄血。主以归脾汤加地榆炭 12g、旱莲草 12g。用法:水煎服,每日服 2 次,每剂药服 2 天。

二诊(2012 年 10 月 21 日):月经 10 月 15 日来潮,量中等。现时感神疲,纳眠可,二便调,继予上方调理。后随访,月经量恢复以往常量。

按:本案患者月经量多,周期规律,行经时间如常,考虑脾虚冲任不固,脾不统血,经血先于制约,故经行量多,用归脾汤健脾统血,固冲止血,短期获效。

案例 19 经期延长案

李某,女,31 岁,工人,已婚。

初诊(2012 年 9 月 11 日):主诉月经推后,经期延长,月经量多 5 个月。

患者既往月经尚规律,今年因家人病故,情绪抑郁,月经期推后 20 多天来潮,量较前增多,月经 9～15 天方净。近 3 次月经来潮前心烦易怒,胁胀乳痛,口干口苦,夜寐多梦。月经:6～9～15/28～30～50 天,量多,有血块。白带量多。Lmp:2012 年 9 月 9 日。已婚,1－0－2－1,2 次人工流产。

望其神志清楚,神疲乏力,面色苍白,面部褐斑,苔薄黄,询其行经第 3 天,量多,伴血块,眠差;诊其脉细弦数。

此乃脾气不足,血失统摄,冲任不固,则经行过期不止、经血量多;气虚血少,则面色无华;舌淡红、苔薄白,脉沉细弱为气虚之征。诊为:①月经过多;②经期延长;③月经后期;即为月经不调,证属肝郁化热。法当疏肝清热凉血,止血调经。主以丹栀逍遥散加减。

处方:生地黄 20g,柴胡 10g,白芍 15g,牡丹皮 10g,焦栀子 10g,山药 15g,乌贼骨 15g,炒蒲黄(包)10g,地榆炭 15g,益母草 15g,三七粉(冲)3g。7 剂,水煎,每日 1 剂,每日服 3 次。医嘱:畅情志,忌辛辣。

二诊(2012 年 9 月 18 日):服前方后,经量渐少,月经 7 天净,舌暗淡、苔薄黄,脉虚弦。前方去地榆、乌贼骨、蒲黄、益母草,加当归 10g、阿胶(烊)10g、党参 15g、黄精 15g。继服 7 剂。患者经前两胁乳房胀痛,仍以丹栀逍遥散为主,加橘叶、橘核,调治 3 个月恢复正常。

按:本案患者因情志所伤,肝气不舒,气机阻滞而致月经延长,导致经血量多,属于"意志失和",患者因情志所伤,肝气不舒,气机阻滞而致月经延长。由于肝郁化热,热迫血行,故月经量多。方中牡丹皮、栀子、生地黄凉血清肝;柴胡、白芍疏肝养血,去当归之辛温;炒蒲黄、地榆炭、益母草、三七粉化瘀止血。经后气血虚弱,故加党参、当归、黄精益气养血扶脾,以补肝体和肝用;经前加疏肝之橘叶、橘核等,治疗3个月月经恢复正常。

案例20　经间期出血案

贺某,女,45岁,已婚。

初诊(2012年10月16日):主诉月经量少半年,现月经第16天,阴道少量流血未止。

患者半年前人工流产术后患盆腔炎,用抗生素治疗半个月。之后每次月经量少,伴有全身不适,汗出,烦躁。多次B超:子宫附件(-)。本月月经第16天出现阴道少量流血未止,腰酸,乏力,舌红苔薄,脉细弱。月经:3~4/23~35天,既往量正常,近半年量少,无痛经。白带:(-)。Lmp:2012年9月29日。生育:1-0-3-1,3次人工流产,末孕,2011年12月人工流产。最近4次月经情况如下:8月1日~8月4日,量中等,色淡质稀;9月7日~9月8日量少,色淡质稀;9月29日~9月30日量少,色淡质稀;10月13日至今未净,量中等。

望其神志清楚,精神尚可,面色萎黄,舌淡红苔薄;询其阴道少量流血未止,腰酸,乏力,纳眠可,二便调;诊其脉细弱。

此乃阴血亏乏,冲任气血不足,血海难以满溢,则经行量少,色淡质稀。肾阴不足,虚火偏盛,氤氲之时,阳气内动,虚火与阳气相煽,热扰冲任,损伤阴络,迫血妄行。病性属本虚标实。诊为:①经间期出血,证属肾阴虚;②月经量少,证属气虚血瘀;即为①排卵期出血;②月经量少。法当理血调经,滋补肝肾。

1.过期饮加减。

处方:熟地黄20g,当归15g,怀山药15g,党参15g,苏木15g,香附15g,枳壳10g,川牛膝15g,泽兰12g,丹参15g,甘草6g,桃仁12g,桂枝12g,川芎10g,肉苁蓉15g,制何首乌15g,太子参15g。3剂,经前、经期服用,水煎服,每日服2次,每剂药服2天。

2.六味地黄丸合二至丸加减。

处方:党参15g,白术10g,枣皮15g,熟地黄20g,当归15g,怀山药15g,茯苓15g,枸杞子15g,菟丝子15g,制何首乌15g。加二至丸。滋肾阴以止血。4剂,水煎服,每日服2次,每剂药服2天。

二诊(2012年12月31日):服药六味地黄丸合二至丸加减4剂后,经间期出血好转,伴有头晕、心悸、潮热、汗出、睡眠差、全身不适等。Lmp:2012年12月

7日至12月11日。辨证分析：患者接近七七之年，肾气渐衰，肝肾阴内热，故头晕、心悸、潮热、汗出、睡眠差、全身不适等。治疗拟滋补肝肾之阴。拟二至丸合甘麦大枣汤加味。

处方：太子参15g，熟地黄15g，枸杞子15g，女贞子15g，旱莲草15g，枣皮12g，白芍12g，麦冬12g，鳖甲15g，夜交藤15g，制何首乌15g，浮小麦30g，红枣10g，甘草6g。煎服法同上。

三诊(2013年1月8日)：服上药后，月经量中。诸证消失。

按：本病属"经间期出血""月经量少""围绝经期综合征"，本病案的发生属肾的阴阳交替之际、阴转阳阶段，肾阴不足所致，故用补肝肾之阴、调经血之法获效。

案例21　月经紊乱案

赵某，女，42岁。

初诊(2012年9月18日)：主诉月经紊乱8个月。

患者8个月前出现月经推迟，最长推迟时间2~3个月，需经甲羟孕酮治疗方来潮。月经期延长10余天。近2个月月经提前，但量少，色淡红，无腹痛，来潮1天即止，伴见心烦，急躁易怒，夜寐易醒不易入睡，背部及双下肢怕凉酸困，食欲尚可，大便3~4天1次。B超：未见明显异常。月经：5/20~40~60天，量时多时少。白带量多。Lmp：2012年8月29日。1-0-0-1。

望其神志清楚，精神尚可，舌质淡稍红，舌体稍胖大，舌苔薄黄；诊其脉弦而稍数，寸脉沉。

此乃肝失条达，横逆于脾，脾虚失运，气血亏虚，脾虚肝郁之经乱。诊为月经紊乱，证属脾虚肝郁。法当健脾疏肝，清心豁痰，凉血活血。

处方：白术10g，茯苓12g，橘红10g，半夏10g，香附10g，郁金10g，石菖蒲10g，小茴香10g，乌药10g，莲子心6g，夜交藤20g，枳壳10g，甘草3g，合欢皮10g，炒栀子10g，龙齿10g，牡丹皮10g，丹参15g，黑地榆12g。14剂，水煎服，每日1剂，每日服3次。嘱其保持情志舒畅，饮食宜清淡。

二诊：服上药14剂后，心烦急躁减轻，已不失眠，可见痰火渐清，心神渐安。唯月经仍未来潮，白带量多。此为肝郁日久，气滞血瘀，且木旺克土，脾虚生湿所致。故去清心豁痰安神之品，而用自拟活血止痛汤加减。

处方：当归10g，白芍12g，白术10g，茯苓15g，柴胡6g，香附10g，小茴香10g，乌药10g，丹参15g，川牛膝15g，桃仁12g，红花10g，木香6g，芡实10g，生薏苡仁30g，延胡索10g，艾叶6g，甘草3g。10剂，水煎服，每日1剂，每日服 3 次。医嘱:保持情志舒畅,饮食宜清淡。

三诊:服上药 10 剂后,月经已来潮,但初呈咖啡色,行经时腹痛,可见血瘀渐活,血行渐畅,知脾运渐复;唯白带仍多,示湿象仍存。为巩固疗效计,故仍袭上方,而以泽泻易桃仁、艾叶,以增强利湿止带之力。

处方:当归 10g,白芍 12g,白术 10g,茯苓 15g,柴胡 6g,香附 10g,小茴香 10g,乌药 10g,丹参 15g,川牛膝 15g,红花 10g,木香 6g,芡实 10g,生薏苡仁 30g,延胡索 10g,艾叶 6g,甘草 3g,泽泻 15g。7 剂,水煎服,每日 1 剂。

按:本案经乱,初为月经推迟,最长时间 2~3 个月,需经甲羟孕酮治疗方来潮,且月经期延长 10 余天。此肝失条达,横逆于脾,脾虚失运,气血亏虚所致,使"意志失和""气血失和"。但初诊时患者主诉月经提前,量少,色淡红,伴心烦急躁易怒、失眠,其病机要点已变为肝郁气滞,郁而化热,心肝火盛为主。盖长期月经不调,令其情志不遂,肝气郁滞,郁而化火,火扰心神使然。故用自拟清心豁痰汤加减,以疏肝理气,清心豁痰。二诊心肝火平,然月经仍未来潮,白带量多,故改用自拟活血止痛汤加减,即在逍遥散疏肝行气的基础上,加桃仁、川牛膝、红花、延胡索活血化瘀;配艾叶调经止血以防活血太过;佐入生薏苡仁、芡实健脾利湿止带,终使经血调而诸症平。

案例 22　痛经案

裴某,女,已婚,43 岁。

初诊(2012 年 9 月 30 日):主诉经行腹痛 3 个月。

患者无明显发病诱因经行腹痛 3 个月,经量多,大血块,8 天净,经行第 2 天腹痛甚,腰坠胀,恶心,口干,纳可,二便调,未系统治疗。妇科检查子宫后位,略大,质地中,后壁 2~3 个结节。今日腹部 B 超:子宫腺肌病(3.2cm×2.8cm 中强度光团);双附件无异常。月经:6~8/28~32 天,量多,伴有腹痛剧。白带量多。Lmp:2012 年 9 月 2 日。1-0-0-1。

望其神志清楚,精神尚可,面色如常,舌红、苔黄腻或厚;询其月经将至,乳胀,纳眠可,二便调;触诊子宫稍增大,脉弦。

此乃瘀血阻滞冲任胞宫,气血运行不畅,不通则痛,故而经行腹痛,经血夹有大血块,舌暗红,苔薄黄,脉弦,均属血瘀之证候。诊为痛经,即子宫腺肌症,证属血瘀型。法当理气行滞,化瘀止痛。主以:

1. 经前、经期服过期饮加减。

处方:当归 15g,白芍 12g,川芎 10g,延胡索 10g,小茴香 10g,五灵脂

10g,丹参 15g,党参 15g,乌药 10g,甘草 6g。3 剂,水煎服,每日服 2 次,每剂药服 2 天。

2. 月经后三天以活血化瘀,软坚散结,服消瘰丸合血府逐瘀汤加减。

处方:玄参 15g,浙贝母 15g,法半夏 10g,当归 15g,川芎 10g,桃仁 12g,赤芍 12g,牡丹皮 12g,五灵脂 10g,三棱 10g,夏枯草 12g,鬼箭羽 10g,枳壳 10g,甘草 6g,甲珠粉 10g。4 剂,水煎服,每日服 2 次,每剂药服 2 天;嘱饭后服。

3. 大七厘胶囊,每次 3 粒,每日 3 次。

二诊(2012 月 10 月 29 日):末次月经 10 月 1 日,痛经明显减轻。舌脉同前。治疗:消瘰丸合血府逐瘀汤加延胡索、五灵脂。服法同前。

三诊(2012 年 11 月 15 日):月经干净,经净后腹痛消失。感乏力、头昏,舌淡、苔薄白。以补中汤 2 剂,补益中气。水煎服,每日服 2 次,每剂药服 2 天(平时服用)。经前予上方活血化瘀,行气止痛,标本兼治,服药 3 剂;经期、经后活血兼补益冲任气血,祛瘀生新。连服 28 剂经行腹痛已不明显。随访 3 个月,病情稳定。

按:本案患者因气郁不舒,血行失畅,瘀阻子宫、冲任,经前经期血下注冲任,壅滞更甚"不通则痛",导致痛经,属于"气血不和"、五脏元真不畅所致。《景岳全书》首将痛经分虚实,有"经行腹痛有虚实"之论述。治宜活血化瘀,软坚散结,方中玄参、牡蛎、浙贝母、丹参、赤芍等活血化瘀;经前加延胡索活血化瘀,行气止痛。再根据月经周期的不同时期,攻或攻补兼施,使气血通畅,活血通经,"通则不痛",疼痛自愈。

案例 23　妇人腹痛案

封某,女,50 岁。

初诊(2014 年 6 月 5 日):主诉经行乳胀、小腹胀痛 2 天。

来诊时正值行经期的第 2 天。患者月经 14 岁初潮,周期为 28~30 天一至,经量中等,5 天净,经来小腹隐胀不适,近 2 个月来,行经的第 2 天加重,胀刺痛或酸痛难忍,乳房胀满,心情抑郁,时有腰酸。患者有肌层子宫肌瘤病史,纳食尚可,大便干结,小便调,舌淡苔薄白,脉弦细。

中医诊断为经行腹痛,证属气滞血瘀型,治宜活血理气,痛经止痛,选方为《金匮要略》方枳实芍药散加减。

处方:枳实 12g,枳壳 12g,赤芍 12g,白芍 12g,延胡索 20g,川楝子 9g,桃仁 10g,红藤 30g,牡丹皮 10g,丹参 10g,郁金 10g,玄参 20g,炙甘草 5g。3剂,每 2 天 1 剂,每日 2 次,水煎,饭后温服。

二诊(2014 年 6 月 20 日):患者诉服药后乳房胀痛明显缓解,腹痛减轻,大便正常,月经量多,舌淡、苔薄白,脉弦细。守方加杜仲 12g、续断 15g,于月经前 1 周服用,每个月经周期服用 3 剂,连服 3 个月经周期。

三诊:患者诉经行腹痛基本缓解,乳房胀、腰酸基本缓解,心情舒畅,食尚可,二便调。

按:患者素有子宫肌瘤病史,属于中医学"癥瘕病"范畴。本案患者因经期正气亏虚,邪气乘虚而入,邪血相结,或情志不遂,气机郁结,或久病入血,血病及气,气滞血瘀,"不通则痛",痛经属于气血不和、五脏元真不畅所致。方中枳实、枳壳、延胡索、川楝子、郁金利气解郁疏肝,温而不燥;桃仁、红藤、赤芍、白芍、牡丹皮、丹参活血化瘀。二诊时诸症减轻,但肌瘤内伏为治病治根,缓则治其本,故随后治疗子宫肌瘤。若乳房胀、胸闷较甚加苏梗 12g、佛手 12g、蒲公英 30g;月经量多加仙鹤草 30g、墨旱莲 30g、炒杜仲 12g;腹痛甚者加乌药 10g、蒲黄(包煎)12g、五灵脂 12g;气郁化火,口干、口苦者加牡丹皮 15g、炒栀子 10g、炒黄芩 12g。妇女以气血为用,"气为血之帅,血为气之母",气血贵乎条达,气血贵乎充盈,血脉贵乎温通。朱丹溪曰:"气血流畅,则百病不生,一有郁滞,则诸病生焉。"所以辨证时体现了气病为主、血病为主的不同情况。

案例 24　闭经案

张某,女,36 岁。

初诊(2012 年 11 月 19 日):主诉停经半年伴阵发性潮热汗出、失眠。

患者一年前无明显诱因出现月经紊乱,周期 2~3 个月,Lmp:2012 年 5 月 8 日,现停经半年余。曾肌内注射黄体酮针未出现撤退性出血。治疗前性六项结果促卵泡激素(FSH):52.1IU/L,促黄体激素(LH):47IU/L,雌二醇(E_2):11.74pmol/L。B 超:子宫卵巢稍缩小。月经:6/35 天~3 月~半年余,以推后为主,量中。白带正常。Lmp:2012 年 5 月 8 日。2-0-1-2,孕 3 产 2 人工流产 1,两年前曾做人工流产 1 次。

望其神志清楚,精神尚可,舌质偏红,苔薄白;询其阵发性潮热时作伴汗出,眠差,时感乏力,饮食可,大便偏干,小便调;诊其脉细略数。

此乃肾气冲任受损,肾阴精亏损,虚火上扰,再度灼伤阴液,致月经紊乱,以推后为主,阵发性潮热汗出,失眠,舌质偏红,苔薄白,脉细略数均属肾阴亏虚、冲任失调、虚火上扰之象。诊为闭经，证属肾阴精亏损，虚火上扰。法当以滋补肾精，清虚火调冲任为主。主以六味地黄加减。

处方：生地黄、熟地黄、山茱萸、山药、当归、白芍各10g，茯苓、牡丹皮、泽泻、枸杞子、女贞子、龟板胶、杜仲各15g，菟丝子12g。连服20剂，水煎服，每剂服2天，每日服2次。

二诊（2012年12月27日）：自诉月经来潮，经量少，3天净，失眠，潮热汗出等症状已缓解。舌质淡红、苔薄白，脉沉缓无力。复查性激素六项FSH：26.4IU/L，E_2：322.96pmol/L，经净后上方继服30剂。

三诊（2013年5月20日）：口服上方中药后，近3个月，月经规律，经量中等，5~6天净，于行经第2天再次复查血FSH：9.87IU/L，LH：8.2IU/L，E_2：165.45pmol/L。2014年1月复诊，停经40余天，尿HCG阳性，B超：宫内早孕。因有2个孩子，要求在本院终止早孕。术后至今月经尚规律。

按：本案患者36岁，停经半年伴阵发性潮热汗出，失眠，出现围绝经期综合征，五脏元真不畅所致。曾肌内注射黄体酮针未出现撤退性出血，说明患者体内内源性雌激素水平低下，不能使子宫内膜出现正常的增生期反应。《傅青主女科》有云："经本于肾，经水出诸肾。"该患者孕3产2人工流产1，2年前曾做人工流产1次，使肾气冲任受损，肾阴精亏损，虚火上扰，再度灼伤阴液，致月经紊乱，以推后为主；阵发性潮热汗出，失眠，舌质偏红，苔薄白，脉细略数，均属肾阴亏虚，冲任失调，虚火上扰。治以滋补肾精、清虚火调冲任为主，随后月经正常并受孕。

案例25　闭经案

刘某，23岁，未婚。

初诊（2012年10月26日）：主诉月经紊乱7年，停经2年。

患者14岁月经初潮，7年前开始月经紊乱，先后不定期，时有月经期延长，10天干净；16~17岁出现3月停经，曾在美国、英国、新加坡等地就诊，服西药（不详）治疗后，月经来潮。18~19岁服避孕药1年半，停药5月余月经未至，又服西药（不详），月经于2010年4月来潮，至今2年余一直未来。2007年B超：子宫6.8cm×2.7cm×6.1cm；卵巢：左2.2cm×2.7cm×2.0cm，右3.6cm×1.4cm×1.4cm。2012年2月7日B超：子宫、卵巢缩小。今日B超：子宫3.5cm×1.9cm×2.8cm，内膜0.4cm；卵巢：左2.4cm×16cm，右2.8cm×1.4cm。月经：5~10天/28天~3+月~2+年，量中等。白带：（－）。Lmp：2010年4月。

0－0－0－0。

望其神志清楚,精神尚可,面色如常,舌淡红,舌边紫暗,苔少;询其腰酸腿软,头晕耳鸣,精神抑郁,烦躁易怒,胸胁胀满,二便调;诊其下腹轻压痛,无反跳痛,脉细涩。

此乃冲任不充,精血不足,故月经逐渐延后量少而至停闭;腰酸头晕耳鸣,舌淡红苔少,脉沉弱涩,均为肝肾不足之征。冲任不通,则经闭不行;气滞不宣,则精神郁闷,烦躁易怒,胸胁胀满;瘀血内停,舌淡红,舌边紫暗,苔少;脉细涩为肾虚肝郁血瘀之象。病性属本虚标实。诊为闭经,证属肾虚肝郁血瘀。治当活血调经,补肾调肝。主以:

1. 黄体酮针 20mg×3 支,20mg,肌内注射,每日 1 次;

2. 倍美力 0.625mg×21 天,每日 1 次,口服;

3. 过期饮加减:当归 15g,熟地黄 20g,白芍 12g,香附 10g,台乌 10g,枳壳 10g,苏木 15g,川牛膝 15g,泽兰 12g,丹参 15g,党参 15g,甘草 6g,桃仁 12g,桂枝 12g,川芎 10g,苍术 10g。3 剂。用法:冷水泡 20 分钟,煮开 20 分钟。每日服 2 次,每剂药服 2 天。经前及经期服用。

4. 左归丸加减:当归 15g,熟地黄 15g,白术 10g,山药 15g,菟丝子 15g,续断 15g,党参 15g,制何首乌 15g,甘草 6g,覆盆子 12g,补骨脂 12g,紫石英 15g,女贞子 15g,山茱萸 15g,枸杞子 12g,肉苁蓉 12g,淫羊藿 15g。冷水泡 20 分钟,煮开 20 分钟。每日服 2 次,每剂药服 2 天。

二诊(2012 年 11 月 28 日):服药后月经来潮,Lmp:2012 年 11 月 22 日,量中,色红,现点滴。继给左归丸加减,4 剂,经后服用。

三诊(2013 年 1 月 2 日):患者诉近两月月经规律,Lmp:2012 年 12 月 28 日,5 天干净;Pmp:2012 年 11 月 22 日,5 天干净。续服左归丸加减。后随访 3 个月,月经均规律。

按:本患者病性属本虚标实。诊为闭经,证属肾虚肝郁血瘀。治当活血调经,补肾调肝。因患者频繁改变环境,导致内分泌失调,血瘀,通过活血调经、补肾调肝配合人工周期治疗,月经来潮。

案例 26 不孕症案

丁某,女,已婚,32 岁。

初诊(2012 年 11 月 1 日):主诉未避孕 1 年未怀孕。

患者曾经怀孕 3 次,均行人工流产,末次人工流产是 3 年前,此后避孕,近 1

年未避孕未怀孕。时有心慌、烦躁、手足心热等不适,无下腹痛,白带正常,腰部时有酸痛,饮食正常,大便正常。配偶查精液正常。患者上月行输卵管通液为通畅。自测基础体温3个月,典型双相。月经:5/30天,量中,有血块,痛经(+)。白带正常。Lmp:2012年10月14日。0-0-3-0。

望其神志清楚,精神尚可,面色如常,舌质红,苔薄白;询其刻下月经中期,时有心慌,腰酸,烦躁,手足心热;诊其脉细。

此乃3次人工流产损伤肾气,导致肾中阴阳平衡失调,加之平时性情急躁,肝气郁滞、肝郁化火也易伤阴血。胞宫胞脉因虚失养,导致两精相搏,难以成孕,故不孕:阴虚血热则有心慌,烦躁,手足心热等;舌亦为血热之象;脉为阴虚之象。综观脉症,病位冲任胞宫,病性属虚实夹杂。诊为不孕症,即为继发性不孕症,证属阴虚血热。法当养阴清热安神。

处方:柴胡10g,白芍10g,生地黄30g,地骨皮10g,山茱萸10g,当归10g,沙苑子30g,女贞子30g,续断30g,百合25g,合欢皮10g,白薇10g。7剂,水煎服,每日1剂,每日服3次。

二诊:服中药后,心慌好转,手足心热较显。阴虚血热之症仍存,上方酌加血肉有情之品,加强滋阴养胞宫的作用。

处方:熟地黄20g,山茱萸10g,山药20g,牡丹皮10g,龟甲胶10g,鹿角胶10g,当归10g,川芎6g,丹参30g,鸡血藤20g。

经治3个月余,心烦,手足心燥热等症渐平。患者于2010年初受孕。

按:综观脉症,本例患者病位冲任胞宫,病性属虚实夹杂。一诊西医辨病属不明原因性不孕,治法不多,中医根据四诊资料辨证为阴虚血热,故治疗用滋阴清热中药加减。二诊患者症状逐渐减轻,但本证仍存,故治疗不离辨证之本,增强血肉有情之品用量,滋养胞宫。本案体现了中医四诊合参,治病求本,病不去宜守法守方的原则。

案例27 不孕症案

王某,女,38岁,已婚。

初诊(2012年7月25日):主诉未避孕8年未怀孕。

患者30岁结婚,未避孕至今未孕,经来尚准,量较多,夹小血块,色红,无痛经。2009年8月行"腹腔镜卵巢囊肿剥离术,子宫内膜异位症电灼术",双侧输卵管通液通畅。2010年试管婴儿失败,之后常感小腹隐痛,行经时腰酸腿软。BBT双相,黄体期稍短。近期B超提示:子宫腺肌病;内分泌检查正常。男方

2011 年 5 月 20 日卵磷脂小体(＋),精子活动率 30%(＜70%),精子计数 20 ×
10^9/L[(100～150)×10^9/L]。月经:14 岁初潮,7/27～28 天,量偏多,有血块,无
痛经。白带正常。Lmp:2012 年 7 月 23 日。0－0－0－0。

望其神志清楚,精神尚可,面色如常,舌质淡暗,边尖暗红,苔黄厚腻;询其刻
下月经第 3 天,量偏多,有血块,腰酸,纳眠可,二便调,诊其脉细软。

此乃肝肾耗损,邪伤冲任,湿热内蕴,冲任气滞所致,热瘀交结,故见舌质淡
暗,边尖暗红,苔黄厚腻。中医诊断:不孕症,即为①原发不孕症;②子宫肌腺病;
证属肝肾不足,湿热蕴积,冲任气滞。法当疏肝养血,清热疏化。

处方:当归 15g,丹参 20g,赤芍 12g,柴胡 9g,延胡索 9g,川楝子 12g,红
藤 12g,刘寄奴 12g,制香附 12g,续断 12g,桑枝 12g,桑寄生 12g,丝瓜络 12g,
石菖蒲 9g。7 剂,水煎服,每日 1 剂,每日服 3 次。

二诊(2012 年 9 月 8 日):6 天净,推迟 3 天,Lmp:3 月 25 日,今基础体温未
升。小腹胀时作,舌淡边尖红,苔黄腻,脉弦细数。考虑自试管婴儿术后邪侵冲
任,气机不利。仍拟清热疏化,通利冲任。

处方:蒲公英 20g,红藤 20g,紫花地丁 15g,败酱草 15g,柴胡 6g,延胡索
6g,川楝子 12g,制香附 12g,王不留行子 15g,刘寄奴 15g,路路通 15g,桑枝
12g,桑寄生 12g,丝瓜络 12g。12 剂,水煎服,每日 1 剂,每日服 3 次。

三诊(2012 年 9 月 28 日):上方调治后,Lmp:4 月 20 日,量较前略减少,经
血不畅,经前双侧下腹疼痛,时有灼热感,腰酸好转。BBT 改善,典型双相,高温
相 11 天。舌偏红,苔根黄腻,脉细软。拟月中求嗣,治拟疏冲促孕。

处方:党参 20g,丹参 20g,当归 15g,川芎 6g,牡丹皮 12g,巴戟天 12g,淫
羊藿 12g,石菖蒲 9g,蛇床子 9g,柴胡 6g,路路通 12g,王不留行子 15g,川楝
子 12g。10 剂,水煎服,每日 1 剂,每日服 3 次。嘱月经第 14、15 天同房。

2013 年 2 月 B 超:宫内妊娠,可见胚囊及胎心搏动。

按:患者此乃肝肾耗损,邪伤冲任,湿热内蕴,冲任气滞所致。法当疏肝养
血,清热疏化。患者有子宫内膜异位症病史,并数度手术,肝肾耗损,经量偏多,
气血两亏,故见腰酸腿软,脉细软,输卵管造影通畅,治疗分 2 个阶段,先予滋补
肝肾,养血调经,参芪四物加味;待冲任得润,胞宫充盛,基础体温转为典型双相
后,进入第二阶段,以补肾助孕为法获效。

案例 28　不孕症案

吴某,女,33 岁,已婚。

初诊(2012年12月12):主诉未孕6年,经前乳房胀痛3年余。

患者结婚6年,夫妇同居,未避孕未孕。经前乳房胀痛3年余,乳房检查:左乳房有结块;钼靶检查:乳腺小叶增生。既往有多囊卵巢综合征病史。男方检查无异常。月经尚规律,经前小腹冷抽痛,腰酸痛,性欲淡漠,体胖。月经:初潮12岁,3/26~30天,量中,色红,夹血块,小腹胀痛。白带量多。Lmp:2012年11月14日。0-0-0-0。

望其神志清楚,精神尚可,体胖,面色如常,舌淡,舌边紫暗,苔薄;询其经期将至,乳胀,小腹冷痛,腰酸,饮食睡眠可,二便调;诊其脉沉弦。

此乃六年不孕,情志郁闷,冲任不充,精血不足,腰酸头晕耳鸣,舌淡红苔少,脉沉弱涩,均为肝肾不足之征。冲任不通,则经行不畅;气滞不宣,则精神郁闷,烦躁易怒,胸胁胀满;瘀血内停,冲任不充,精血不足,难摄精成孕,舌淡红,舌边紫暗,苔少;脉沉弦,为肾虚肝郁血瘀之象。病性属本虚标实。诊为不孕症,证属肝郁肾虚,胞宫寒冷。法当疏肝解郁,温肾暖宫。主以逍遥散加减。

处方:柴胡10g,当归10g,炒白芍10g,香附10g,乌药10g,橘叶10g,橘核10g,巴戟天15g,淫羊藿15g。7剂,水煎服,每日1剂,每日服3次。嘱畅情志。

二诊(2012年12月19日):月经于12月14日来潮。经前小腹冷痛、乳胀均减轻。舌脉如前。

处方:菟丝子20g,杜仲10g,续断10g,熟地黄10g,紫石英15g,艾叶3g,逍遥丸(吞)6g。7剂,水煎服,每日1剂,每日服3次。按经前、后二方适时服用,治疗半年病愈而孕。

按:本例患者为肾虚肝郁血瘀之象。治法经前以疏肝解郁为先,以逍遥散为主方,佐以巴戟天、淫羊藿、乌药温阳散寒暖宫,行气止痛。经后侧重补肾温阳,用菟丝子、杜仲、续断补肾,当归补气养血,益精调冲,紫石英、艾叶散寒暖宫,并用逍遥丸疏肝理气,肝肾同治,病愈而孕。

案例29 不孕症案

韩某,女,26岁,已婚。

初诊(2012年12月5日):主诉经期腹痛5年,未避孕未怀孕2年。

患者2007年起经行腹痛,尚可忍,经期便溏,平时大便亦不成形,量不多,色初暗,伴恶心,欠寐。妇检未见明显异常。2010年1月1日结婚,同居未避孕而至今未孕。月经:初潮12岁,3~4/26~30天,量中,色红,夹血块。小腹胀痛。

带下量多。Lmp:2012 年 11 月 28 日。0－0－0－0。

望其神志清楚,精神尚可,体胖,面色如常,舌暗红、苔黄腻;询其月经干净第4 天,饮食睡眠佳,小便调,大便稀;诊其脉弦滑。

此乃胞宫胞脉失养,不荣则痛,则见经期腹痛但不重;脾肾两虚,不能摄精成孕,则见不孕;脾肾两虚,运化失常,则见大便溏、不成形;舌暗红,苔黄腻,脉弦滑,属脾肾两虚型。诊为不孕症,证属脾肾两虚型。法当健脾益肾,因正值经后血海空虚,佐以补气养血。

处方:党参20g,当归10g,白芍15g,山药15g,茯苓15g,山茱萸10g,枸杞子15g,炒酸枣仁15g,仙鹤草15g,阿胶10g,砂仁6g,制香附10g,益母草15g,柴胡10g,合欢皮10g。7 剂,水煎服,每日 1 剂。

二诊(2013 年 1 月 20 日):诉原有盆腔炎史,时有低热,带下色黄,腰痛。辨证与辨病相结合,治以健脾益肾,佐以清热活血。上方加鱼腥草、赤芍、牡丹皮等,再进 7 剂。

三诊(2013 年 3 月 10 日):时已停经47 天,查尿 HCG 阳性,诊为妊娠而治愈。B 超提示:宫内妊娠,可见胚囊。

按:本例患者诊为不孕症,证属脾肾两虚型,由五脏元真不畅、气血失和所致。治疗不孕症多从肾治,因肾主生殖。但气血在妊娠中也占有重要地位,因气载胎、血养胎,而脾为气血生化之源。本案即以健脾益肾为主要治法,根据经后冲任血海空虚的生理状态,佐以补气养血;平时辨证与辨病相结合,标本兼治,而见速效。

案例30 滑胎案

张某,29 岁,教师。

初诊(2012 年 11 月 12 日):主诉宫内孕 5＋月,阴道有少量出血 1 天。

患者宫内孕 5＋月,因过度劳累后,阴道有少量出血一天,色红有血块。今日腹部 B 超提示:边缘性前置胎盘。平素月经:6/26 天。白带量多。Lmp:2012 年 5 月 24 日。0－0－0－0。

望其神志清楚,精神尚可,舌质淡红、苔薄白;询其头晕,心慌,腰膝酸软,食欲欠佳,小便频数;诊其脉滑无力。

此乃中气下陷,脾虚统摄失权,血不循经,阴道出血色红伴有血块,头晕,心慌,腰膝酸软,食欲欠佳,小便频数等;舌质淡红、苔薄白,脉滑无力属脾虚肾亏、中气下陷之象。诊为胎漏,即为前置胎盘(边缘性),证属脾虚肾亏型,中气下陷证。法当健脾固肾,益气升阳。

处方:黄芪30g,太子参25g,白术炭10g,升麻6g,炒杜仲10g,菟丝子15g,阿胶珠15g,艾叶炭10g,续断15g,仙鹤草30g,炙甘草5g。水煎服,每剂服2天,每日服2次。

连服5剂,阴道出血停止,各种症状消失。守上方,继服14剂后,B超复查提示:胎盘位置正常,胎心145次/分,胎儿发育正常。患者痊愈出院。随访患者足月顺产一健康男婴。

按:本例患者辨证为脾虚肾亏型,中气下陷。治以健脾补肾,升阳举陷。用补中益气汤加补肾止血安胎药获效,方中补中益气汤补中益气,重用黄芪、升麻升阳举陷;炒杜仲、菟丝子、桑寄生、续断补肾固胎;阿胶珠、仙鹤草止血安胎,从而使阴阳和、气血和、元真通畅,故有子。

案例31　滑胎案

龚某,28岁,已婚。

初诊(2012年8月10日):主诉孕50天,阴道不规则流血2天。

患者既往习惯性流产3次,均孕60天左右胎停发育,清宫。刻下妊娠50天,阴道不规则流血2天,色暗紫,量中等。月经:6/25天,量少,色暗。白带少。Lmp:2012年6月19日。0-0-3-0。

望其神清,舌淡苔黄腻,中光;询其腰酸,腹下坠,纳差,睡眠可,二便调;诊其脉左细软微滑,右弦滑数。

此乃反复流产3次,导致肝肾不足,气血冲任失调,胎元不固,肝肾阴虚,肠胃蕴热所致。诊为滑胎,即为习惯性流产,证属肝肾阴虚,肠胃蕴热。法当养阴清热,滋补肝肾安胎。主以胶艾汤加味。

处方:干地黄12g,当归9g,白芍9g,川芎3g,艾叶3g,生阿胶12g,生甘草3g,黄芩6g,知母9g,藕节12g。4剂,水煎服,每日1剂,每日服3次。

二诊(2012年8月17日):服药后,阴道出血已止3天,现时感腰酸,舌苔薄黄、尖微红,脉细滑数,尺弱,拟再养肝补肾,以固胎元。

处方:干地黄12g,当归9g,白芍9g,生阿胶12g,生龟板15g,续断12g,杜仲12g,山药9g,桑寄生12g,橘皮3g。3剂,水煎服,每剂服2天,每日服2次。

三诊(2012年8月22日):近日来未见出血,腰酸亦减,夜来少寐,舌苔薄白,脉弦滑,左尺弱,继予上方加减以养肝补肾固胎元。

处方:干地黄 12g,当归 9g,白芍 9g,阿胶珠 12g,生龟板 15g,续断 15g,杜仲 9g,山药 9g,桑寄生 12g,远志 6g。4 剂,水煎服,每剂服 2 天,每日服 2 次。

随访,足月顺产。

按:本案患者宜滋阴清热,补肾安胎,用胶艾汤加味以养血安胎止漏,加黄芩清胃热,知母清下焦相火,藕节凉血止血。4 剂血止,再以寿胎丸等补养肝肾,养血固胎,遂能使足月顺产。治病之本在于调阴阳,和气血,元真通畅,故胎孕稳,不易滑。

案例 32 　滑胎案

张某,女,32 岁。

初诊(2012 年 12 月 16):主诉要求孕前调理。

患者 25 岁结婚,婚后 4 次自然流产,均于妊娠 60 天左右出现腹痛、腰酸、阴道下血症状,继而出现流产。患者形体略胖,平素腰酸腿软,腹痛,偶感耳鸣。实验室资料:自身抗体检测:抗精子抗体(+),抗心磷脂抗体(+),余未见异常。外院盆腔彩超示:子宫体前位,子宫大小 46mm×32mm×31mm,内膜 9.2mm,左侧卵巢 20mm×19mm,右侧卵巢 22mm×24mm,双侧输卵管稍增厚。平素月经:6~7/25~35 天,量中。白带量多。Lmp:2012 年 12 月 15 日。结婚 7 年,0-0-4-0,4 次自然流产。

望其形体略胖,神志清楚,精神萎靡,面色晦暗,舌暗,苔薄白;询其月经第 2 天,量中,腰酸,腹痛;诊其脉沉弱。

此乃肾虚,冲任不固,不能系胎、养胎,故致滑胎。诊为滑胎,即为习惯性流产,证属肾虚血瘀型。法当温肾益气、化瘀调经。方用四物汤加减。

处方:黄芪 30g,党参 30g,菟丝子 15g,女贞子 15g,熟地黄 15g,当归 15g,白芍 15g,何首乌 15g,黄精 30g 等。

二诊(2013 年 2 月 25 日):经净后 3 天。自身抗体检测,抗精子抗体转阴,抗心磷脂抗体滴定度下降。现腹痛明显缓解,精神状态好转,舌稍暗,苔薄白,脉沉细。继续用上述方法治疗,嘱患者 2 个月后来复诊。

三诊(2013 年 4 月 30 日):经净后 5 天。自身抗体测定,抗精子抗体阴性,抗心磷脂抗体转阴。现无腹痛,精神旺盛,舌质正常,苔薄白,脉稍细。嘱患者继服上方,不用避孕,并监测基础体温,当体温持续升高 16~18 天后,测尿妊娠试验以确定是否怀孕,怀孕后立即到医院保胎治疗。

患者于 2013 年 6 月 27 日自测妊娠试验阳性,盆腔彩超示早孕(单活胎),妊娠 5 周。舌尖边红,稍暗,脉滑细。用补肾温阳、固冲安胎之法,予寿胎丸加减。

处方:菟丝子 30g,续断 20g,阿胶 15g,杜仲 15g,党参 20g,黄芪 20g,当归 15g,补骨脂 15g,桑寄生 25g,制何首乌 15g,白术 20g,甘草 10g。100ml 每日 2 次口服。嘱患者服药至妊娠 70 天,没有流产症状方可停药。

按:本案患者初诊时出现上述症状、体征,加之其抗精子抗体、抗心磷脂抗体二项出现阳性,通过中西医结合分析,诊断其为滑胎,辨为肾虚血瘀型,而肾虚又是其根本病因。先天之精藏于肾,肾主生殖,为先天之本,肾精化生肾气,寓肾之阴阳,是女子生理活动的根本。《医学衷中参西录》云:"男女生育,皆赖肾气作强……肾旺自能荫胎也。"而肾虚,冲任不固,不能系胎、养胎,故致滑胎。且经过多年的实验研究和临床实践,发现肾与免疫系统密切相关,肾主骨生髓,骨髓是人体最重要的造血器官和免疫器官,人体各种血细胞及前体 B 细胞都由骨髓产生,在维持和调节人体免疫平衡上起着重要的作用,肾虚时,人体各种免疫系统易出现紊乱,故该患者出现抗精子抗体和抗心磷脂抗体阳性。而抗精子抗体引起的滑胎临床多见脾肾两虚型,抗心磷脂抗体引起的滑胎临床多见肾虚血瘀型。综合以上分析,孕前采用补肾温阳、祛瘀调经之法为治则。四物汤加减,平调阴阳、补肾调经;活血祛瘀、活血调经;并严格采取避孕套避孕,治疗 6 个月抗体转阴后,继续服用内障丸调补阴阳。当患者怀孕后用寿胎丸补肾安胎治疗,以助其顺利怀孕。

在治疗该病时,秉承"母健则子安"的指导思想,在孕前对其进行治疗,充分体现了"预培其损,治疗滑胎"的治则,取得了显著疗效。

案例 33　滑胎案

杨某,女,35 岁。

初诊(2015 年 8 月 21 日):再婚 1 年,孕 50 天,头天晚上阴道少量出血、色红,少腹坠胀、腰酸,有先兆流产之虞。2 年前孕 45 天后流产,共计 4 次,其后夫妇双方经某医院检查,丈夫染色体缺陷异常。离异后再婚,怀孕 50 天见红,精神紧张,卧床邀诊。纳尚可。苔薄,脉滑数。患者属先兆流产。但此前因配偶染色体缺陷,连续 4 次怀孕 45 余天流产,已成习惯性流产(滑胎)态势,且见腰腹酸楚坠胀,脉来滑数。

治法:补肾固冲系胎,补脾益气载胎,佐养阴清热安胎。嘱咐其卧床休息,禁房事。应以止血安胎为法。

处方:菟丝子 35g,续断 15g,桑寄生 25g,阿胶 15g,苎麻根 20g,地榆 35g,黄芩 25g,白术 15g,黄芪 35g,党参 20g,升麻 10g,白芍 10g,砂仁 5g(后下),茯神 15g,炙甘草 6g。5 剂。

二诊(2015 年 8 月 27 日):8 月 21 日初诊当晚进汤药两煎,夜间出血未见增多,少腹腰骶坠胀酸痛略有好转。22 日午后阴道少量出血半天,此后量少如漏状。药进 5 天,漏红渐止,已无明显腰腹坠胀。苔薄,脉滑数。原方续进善后。1 周后少腹腰骶坠胀不适基本消失,阴道不再出血。精神稍振,起床活动,稍事劳作,又见阴道少量出血。遂中药继续调治,卧床休养月余方愈。翌年足月产一健康女婴。

按:凡堕胎、小产(自然流产)连续发生 3 次或 3 次以上,称为"滑胎",亦称"数堕胎"(习惯性流产)。各种原因所致胚胎或胎儿发育异常,以致"胎殒难留"者,则保胎无益,当"祛瘀下胎",可服脱花煎加益母草。初诊方用菟丝子、桑寄生、续断、阿胶(寿胎丸)补肾填精,固冲养血以安胎;黄芪、党参、白术、升麻、甘草补中益气以载胎;黄芩、白术相伍,有"安胎圣药"之誉,白术健脾益气摄血、养胎安胎,黄芩清热除烦、止血安胎;阿胶、芍药滋肾填精,养血补虚,和营缓急安胎,得苎麻根、地榆、黄芩凉血清热、安胎止血之助,其效尤佳;砂仁理气安胎,芳香醒脾,补而不滞;茯神宁心安神,亦以助脾。诸药协同,使气血和,冲任和,五脏元真通畅,则胎有所系而护胎固胎有望。

案例 34 胎动不安案

李某,35 岁,职员。

初诊(2012 年 10 月 16 日):主诉停经两月余,阴道少量流血 5 天。

患者停经 2 月余,自测尿妊娠试验为阳性。5 天前开始出现少量阴道流血。月经:6/30 天,量中。白带(-)。Lmp:2012 年 8 月 1 日。0-0-3-0,患者三年前人工流产 1 次,之后 2 次早期流产史。

望其神志清楚,精神尚可,舌色稍淡而尖边较红;询其现阴道少量流血,色鲜红,小腹隐痛及轻微下坠感,腰微痛,且感疲倦,食后有轻微作闷;诊其脉细滑略弦。

此乃肾阴不足,肝经虚热,热迫血妄行。诊为胎动不安,即为先兆流产,证属肾阴不足兼肝经虚热型。法当滋肾益气安胎为主,佐以养肝清热止血。主以胶艾汤加减。

处方:菟丝子 24g,续断 15g,桑寄生 15g,阿胶 12g(炖化兑服),艾叶 10g,

女贞子15g,旱莲草15g,熟地黄18g,白芍9g,党参24g,荆芥炭6g,甘草6g。4剂,每日1剂,每日3次。并嘱卧床休息。

二诊(2012年10月21日):服药后,阴道流血及腹痛已逐渐停止,但仍有腰微痛,大便干燥,按上方去荆芥炭、白芍,改用桑葚15g、肉苁蓉15g,4剂,每日1剂,每日3次,并嘱卧床休息。药后诸症已基本消失,舌脉亦恢复正常妊娠现象。后再按二诊方去旱莲草改用怀山药、党参,每周服3剂,以资巩固。

按:本例患者诊为胎动不安,即为先兆流产,证属肾阴不足兼肝经虚热型。法当滋肾益气安胎为主,佐以养肝清热止血。《傅青主女科》说"妇人受孕,本于肾气旺也,肾旺是以摄精",阐述了肾气充盛、肾之阴阳平衡,是月经来潮、孕育胚胎的前提和关键。肾之阴阳既要充盛,又要相互平衡协调,才能维持正常的生理功能,且"胞脉系于肾",肾气充盛,系胎有力,胚胎才能正常发育。自拟保胎饮加减,方中寿胎丸合四君子汤加减健理脾肾及安胎,因考虑其有流产史,至妊娠5个月才停药,以资巩固,后足月顺产一男孩。

案例35 药物流产后恶露不绝案

严某,女,34岁。

初诊(2013年3月2日):主诉药物流产后3周,恶露不净。

患者孕48天在本院行药物流产,常规用米非司酮、米索,于用药后第4天排出妊囊,有部分蜕膜组织,建议清宫,因出血不多,患者拒绝清宫。嘱其抗感染治疗,1周后复诊,患者因工作忙未能及时复诊。盆腔彩超示:宫腔内有少量蜕膜样组织。平素月经:8/28天,量中。白带量多。Lmp:2013年2月19日(药物流产)。已婚,1-0-2-1。

望其神志清楚,精神尚可,形疲面黄,舌紫、苔黄;询其血性恶露淋漓不尽,诊其下腹轻压痛,无反跳痛,脉弦。

此乃产后体虚夹瘀,瘀血异物闭阻胞宫,气不摄血,又因瘀血未净,以致新血难安,而致恶露不净,腹痛;量偶有增多,色紫,时有腹痛,形疲面黄;舌紫、苔黄,脉弦均为血瘀之象。诊为药流后恶露不绝,即为药流后蜕膜残留,证属血瘀。法当化瘀止血,促进子宫复旧。主以四物汤合失笑散方加减。

处方:蒲黄15g,五灵脂10g,炮姜10g,益母草30g,王不留行30g,泽兰15g,甘草10g,生地黄10g,当归20g,川芎15g,桃仁15g,白芍15g。服上药10剂(早晚饭后服)后恶露已尽,盆腔彩超示宫腔内无蜕膜样组织,继服数剂,以善其后。

按:本病的发病原因为药物流产多虚、多瘀,瘀血异物闭阻胞宫,气血失和所致,系《素问·调经论》所说:"血气不和,百病乃变化而生。"故气不摄血,又因瘀血未净,以致新血难安,而致恶露不净,腹痛。治宜活血化瘀,而活血化瘀是中医学主要的治法之一。方中当归补血活血,化瘀生新;川芎辛散活血行气;桃仁活血祛瘀;炮姜除虚火,加王不留行、泽兰、益母草加强活血祛瘀、消炎止血生新的作用,并促进子宫收缩。该方行中有补,化中有生,破血而不伤正,补虚而不滞邪,充分体现了养血、活血、化瘀的治法。综观组方用意,旨在祛瘀生新,为血瘀之良方。

案例36 药物流产后恶露不绝案

耿某,女性,32岁。

初诊(2013年2月9日):主诉药物流产4周,阴道持续少量流血不止。

患者4周前因早孕45天,在本院行药物流产(未清宫),后阴道一直少量流血,色紫兼有少量血块。B超检查示:子宫稍大,宫腔内未见残留,双侧附件未见异常。平素月经:7/30~35天,量中等偏多。白带量多。Lmp:2013年1月10日(药物流产)。已婚,1-0-2-1。

望其面色欠润,精神疲惫,舌质暗、苔薄白;询其小腹坠痛,头晕耳鸣;诊其腹平软,下腹轻压痛,无反跳痛,脉细弱。

此乃虚中夹实,瘀血闭阻胞宫,气不摄血,又因瘀血未净,以致新血难安,而致恶露不净,色紫夹有少量血块。诊为药物流产后恶露不绝,即为药物流产后子宫复旧不良,证属气虚血瘀。法当补虚消瘀,固冲止血。

处方:党参20g,当归15g,川芎15g,桃仁15g,桔梗20g,黄芪30g,益母草15g,甘草10g。4剂,水煎服,每剂服2天,每日服2次。随访,患者已服第4剂,血止。

按:本病的发病为虚中夹实,瘀血闭阻胞宫。党参、黄芪补气摄血,当归、益母草攻补兼施,行中有补,补中有行,祛瘀不伤正气,止血而不留瘀。川芎、桔梗、桃仁助益母草化瘀,助当归生新,使瘀血去则新血生,此即唐宗海所谓"血瘀能化之,则所以生之也"。虽以补虚为主,但勿犯虚虚之戒。如傅青主指出:"勿见寒热,而妄投发散之剂……见血块而妄投苏木、蓬、棱等散血方、破血方。"此方行中有补,化中有生,破而不伤正,补而不滞邪,充分体现了"方从法出,法随证立"、活血而不留瘀、祛瘀不伤正的立法原则。

案例 37　产后高热案

李某,女,24 岁,已婚。

初诊(2013 年 3 月):主诉分娩后 2 日,发热汗出,昏迷。

患者于 2 日前剖宫产一男孩,今日高热汗出,神昏谵语,有时昏沉时睡,有时循衣摸物,令其静卧,恶热掀被,烦渴饮冷,恶露量少而带黑块,目呆声洪,腹部热甚,少腹疼而拒按,食物不进,间发呕逆,舌尖红燥,舌白少津,脉搏浮洪有力。体温(T):39.5℃,心率(HR):120 次/分,呼吸频率(R):24 次/分,血压(BP):95/60mmHg。实验室资料:WRC 升高。既往月经:7 ~ 8/23 ~ 25 天,量少,色暗。白带少。生育史:1 - 0 - 0 - 1。

此乃产后血脉空虚,感受风寒,热入血室,瘀血阻滞,热邪上扰神明之候。诊为产后发热,证属热入血室,瘀血阻滞。法当清热解毒,和解行瘀。主以小柴胡、桃仁承气汤合方加减。

> 处方:炒柴胡 9g,炒黄芩 9g,大枣 9g,桃仁 9g,延胡索 9g,红花 4g,炒酒军 15g,甘草 6g,生姜 3g,法半夏 9g。

服药后下黑血数次,大便泻褐色,当晚神志渐清,腹痛若失,发热减轻,饮食稍进,已能安眠三四小时。次早往诊:脉见数,稍兼芤象,尚有微热微汗,恶露未尽,以小柴胡加减。

> 处方:黄芩 15g,炒柴胡 9g,香附 9g,丹参 9g,当归 9g,防风 9g,黑姜 9g,白芍 6g,焦芥穗 6g,甘草 6g,黄芪 15g。

服药后,自觉安适,睡眠饮食转好,脉缓身凉,恶露已净,稍有淡红液汁流出,虚汗亦止,唯精神尚差,投以益气养血之方,数剂痊愈。

按:本例患者为产后热入血室发热。产后气血大虚,感受风寒,热入血室,与瘀血结于胞宫,血热内郁,上扰神明,故症见高热汗出,神昏谵语。血蓄胞中,小腹疼痛拒按。故治疗仿《伤寒论》热入血室治法。用小柴胡、桃仁承气汤合方加减。小柴胡和解表里,畅通气机;桃仁承气清热攻下,活血祛瘀。服药后血热瘀结从大便而去,继以小柴胡调理而安。

案例 38　带下病案

谭某,女,已婚,29 岁。

初诊(2012 年 9 月 13 日):主诉带下量多伴阴痒 1 周。

患者 1 周前无明显诱因出现带下量多,色黄或呈脓性,质黏稠,有臭气,外阴瘙痒。妇检：盆腔炎、轻度宫颈炎。今日白带有形成分分析：清洁度Ⅳ度,未检出滴虫、霉菌。今日腹部B超：子宫及双附件无异常。平素月经：8～9/23～40天,以推后为主,量中,伴有腹痛剧。白带量多。Lmp：2012年8月24日。0－0－1－0,人工流产1次。

望其神志清楚,精神尚可,面色如常,舌红、苔黄腻或厚;询其胸闷纳呆,口苦而腻,下腹坠胀隐痛,咽干口苦,大便干结,小便短赤,眠可;诊其脉濡略数。

此乃湿热蕴积于下,损伤任、带二脉,故带下量多,色黄或黄白,质黏腻,有臭气;湿热内阻则胸闷口腻,纳食较差;湿热伤津,则小便黄少;舌苔黄腻、脉濡略数,均为湿热之象。诊为带下病,即为阴道炎,证属湿毒蕴结证。法当清热解毒,利湿止带。主易黄汤加味。

处方：炒黄柏15g,茯苓12g,薏苡仁12g,苍术10g,山药15g,芡实10g,车前子15g(包煎),白果10g,蒲公英12g、甘草5g。3剂,冷水泡20分钟,煮开20分钟。每剂服2天,每日服2次,嘱饭后服。

处方：地肤子20g,蛇床子20g,苦参15g,黄柏15g,白鲜皮15g,荆芥15g,土茯苓20g,冰片2g(用酒泡化),煎水先熏后洗,每剂用2天,每日用1～2次。

二诊(2012年9月25日)：患者带下已明显减少,无味,色淡黄,下腹疼痛明显减轻。守上方再服2剂,仍配合外洗剂外洗,随访已病愈。

按：本例患者诊为带下病,即为阴道炎,证属湿毒蕴结证。易黄汤固肾止带,清热祛湿,炒黄柏具有清热解毒与清热燥湿的双重作用,为君药;车前子甘寒滑利,利水清热,茯苓、薏苡仁健脾利水渗湿,苍术燥湿健脾,共为臣药,其中苍术与黄柏组成二妙散,是清热利湿之基础方;甘草调和诸药,为使药。诸药合用,则热邪清,湿邪去,秽带止。若热重可酌加连翘10g、败酱草12g、蒲公英12g,以加强清热解毒之力。

案例39 宫颈糜烂案

潘某,女,39岁。

初诊(2014年5月2日)：主诉同房时阴道或多或少出血3年。

患者诉3年前输卵管结扎之后,每行房则阴道出血,量或多或少,色红,量多时夹紫块,伴有腰脊胀痛,头晕,倦怠。经医院阴道脱落细胞学检查：癌细胞(－),诊为宫颈炎。曾用中西药(药名不详)治疗,疗效不佳。舌质红,苔薄白,脉弦细。中医诊断为阴道流血,西医诊断为宫颈炎,证属阴虚火动,冲任损伤,拟滋肾阴为主,佐以化瘀之法,予自拟方治疗。

处方:鸡血藤20g,旱莲草20g,女贞子15g,何首乌15g,藕节15g,太子参15g,益母草15g,茜草根10g。上方进服8剂。

二诊(2014年5月18日):患者诉服药后无明显不适,要求继续调理。予上方加桑寄生15g,15剂,继续调理。

三诊(2014年6月30日):患者诉服药后疗效初显,但每月仍有1~2次同房后出血,审证求因,补肾化瘀之品不足,守上方加桑寄生15g、狗脊9g、泽兰9g,15剂,继续服用。以后守方出入,连服半月,并忌房事1个月。观察3年,病不再发。

按:《傅青主女科》云"交感出血",是由于"经水近来之时交合,精冲血管"所引起的病变。临床病因主要有撞红损伤、阴虚火旺、肾气虚弱、初交破裂等。以上仅就临床常见者而言,交接出血的病因其实很复杂,如非礼的交合(强奸、轮奸)或阴道、胞宫内生恶疾败疮也会引发交合后出血。若属这种情况应积极治疗原发病。本案证属阴虚火动,冲任损伤。治疗应滋阴潜阳,适当加入活血化瘀之品,同时还要慎忌房事,这样就会收到预期的疗效。

案例40 外阴白斑案

谢某,女,46岁。

初诊(2014年6月):患者外阴部痛痒、变白14年。患者自2000年起,觉外阴部瘙痒,逐渐发展到外阴皮肤干燥、变厚,经西药治疗未能控制病情,外阴逐渐萎缩。局部皮肤逐渐变白,范围迅速扩展,变白部位连及臀部,阴道分泌物极少,致性生活困难。月经周期每超前3~6天不等,量中等,色鲜红有瘀块,且淋漓不尽,8~10天始净。平素急躁易怒,头晕眼花,耳鸣,手足心热,失眠梦多,心烦,口干欲饮水,大小便正常。形体瘦弱,两颧潮红,头发稀而干燥,爪甲不华,眼圈发黑,精神憔悴,舌质偏红、苔少而干,脉细数无力。外院检查记录:双小阴唇变白,大阴唇上部有1cm×3cm大的白色病变区。阴部白变区连及臀部,皮肤变厚、粗糙。病理检查结果为外阴鳞状上皮轻度角化及增生。辨证:肝肾阴亏。治法:滋补肝肾,理气活血。

处方:山茱萸12g,熟地黄18g,怀山药18g,牡丹皮12g,茯苓18g,泽泻12g,三棱18g,皂角刺12g,炒山甲18g。水煎服。

外治:用蟾蜍水每天涂擦患部2次。

二诊(2014年7月28日):依上法治疗月余,服药40多剂。痛痒减轻,外阴白色病变区全部呈粉色,余症同前。病有起色,治守原意,守方续服,外用药同前。

三诊(2014 年 9 月 19 日):上方又进 50 多剂及外治,外阴干枯好转,外阴皮肤变软,疼痛大减,阴道分泌物增加,唯觉外阴部瘙痒、腰酸痛、口干燥。

处方:熟地黄 18g,山茱萸 12g,怀山药 18g,麦冬 15g,生地黄 18g,牡丹皮 15g,皂角刺 15g,丹参 18g,白鲜皮 15g。水煎服,15 剂。外治同前。

四诊(2014 年 10 月 6 日):药后,外阴干枯症基本好转,阴部白色病变出现**色素恢复区,病变范围逐渐缩小**。嘱其服六味地黄丸以巩固疗效。于 2015 年 5 月 6 日随访,患者病情稳定,外阴白斑未见发展。

按:外阴白斑是指女性外阴局部出现色白肥厚、干燥缺少弹性的现象。此病为肝肾精血亏虚所致。肝藏血,肾藏精,精血之间有相互滋生之作用,盛则同盛,衰则同衰。如肝肾不足、精血亏虚,不能上荣头目,则头晕目眩、耳鸣;阴液不足、阴虚内热则手足心热,内热扰乱神明,故心烦、失眠多梦、性情急躁;肝脉绕阴器,肝肾阴血不足,外阴失养,致外阴皮肤干燥增厚,阴血不足,血行不畅,局部失养,则皮肤萎缩变白。故治宜滋养肝肾之阴,佐以理气活血。方中取六味地黄丸滋补肝肾治病之本,以三棱、皂角刺、炒山甲、丹参理气活血,改善局部血液循环以治其标。另用蟾蜍水解毒止痒,并刺激局部病处,加强局部血液循环。本案抓住阴血不足、外阴失养的病机关键,守法守方,内外同治,使多年顽疾终得治愈。

中篇　学习心悟

七损八益

经过近 30 年的中医临床实践,笔者对《黄帝内经》"七损八益"提出另一种研究解释,用以指导临床实践。

《素问·阴阳应象大论》曰:"帝曰:调此二者奈何? 岐伯曰:能知七损八益,则二者可调,不知用此,则早衰之节也。"

《素问·金匮真言论》曰:"东方青色,入通于肝,开窍于目,藏精于肝,其病发惊骇。其味酸,其类草木,其畜鸡,其谷麦,其应四时,上为岁星,是以春气在头也,其音角,其数八,是以知病之在筋也,其臭臊。南方赤色,入通于心,开窍于耳,藏精于心,故病在五脏,其味苦,其类火,其畜羊,其谷黍,其应四时,上为荧惑星,是以知病之在脉也,其音徵,其数七,其臭焦。中央黄色,入通于脾,开窍于口,藏精于脾,故病在舌本,其味甘,其类土,其畜牛,其谷稷,其应四时,上为镇星,是以知病之在肉也,其音宫,其数五,其臭香。西方白色,入通于肺,开窍于鼻,藏精于肺,故病在背,其味辛,其类金,其畜马,其谷稻,其应四时,上为太白星,是以知病之在皮毛也,其音商,其数九,其臭腥。北方黑色,入通于肾,开窍于二阴,藏精于肾,故病在溪,其味咸,其类水,其畜彘,其谷豆,其应四时,上为辰星,是以知病在骨也,其音羽,其数六,其臭腐。"

《素问·四气调神大论》云:"春三月,此谓发陈,天地俱生,万物以荣,夜卧早起,广步于庭,被发缓形,以使志生,生而勿杀,予而勿夺,赏而勿罚,此春气之应,养生之道也。逆之则伤肝,夏为寒变,奉长者少。夏三月,此谓蕃秀,天地气交,万物华实,夜卧早起,无厌于日,使志无怒,使华英成秀,使气得泄,若所爱在外,此夏气之应,养长之道也。逆之则伤心,秋为痎疟,奉收者少,冬至重病……逆之则伤肾,春为痿厥,奉生者少。"

据其资料及《素问·阴阳应象大论》全篇论述大意,结合近 30 年临床实践

中篇　学习心悟

39

经验，笔者认为"七"在季为夏，在脏为心，为阳，为用，因其时时消耗，故为之"七损"；"八"在季为春，在脏为肝，为器，宜生，宜予，宜赏，故称之"八益"。古代圣贤言语精炼，论其阳，略其阴，言其血，省其气，是让后学者明其阳，须用心推其阴，知其血而懂其气，只言春夏，心肝养其阳，而省其秋冬，肺肾养其阴，是让后学由阳推悟出阴的一面，而阴阳并重、气血不离的思维了然于胸。由此可知"七损八益"宜解注为：养生之道，养长之道，养收之道，养藏之道，是调节阴阳消长、促进阴阳转化的唯一法门，故言："能知七损八益，则二者可调，不知用此，则早衰之节也。"临床遵四时而行，各依生、克、制、化而出君、臣、佐、使，方显理法圆通，顺势转化机体阴阳，促进机体好转向愈。否则，文题不符，前后大意不通，缺少对临床的指导价值。依此指导临床用药，疏散益养，清降滋潜，各随其变，灵活运用，运动锻炼养生，遵四时而行，则病者可康，弱者能强。

　　"七损八益"解注较多，"女子以七七为天癸之终，丈夫以八八为天癸之极"或"女子以七为纪，男子以八为纪。七损八益者，言阳常有余而阴常不足也"等解，这些解注似难让文题相符、大意通篇连贯。由是未能体现"七损八益"的全部内涵，文章的整体性、连贯性受到制约。中医经典注解宜重视临床的实用及指导价值。

若五脏元真通畅，人即安和

　　笔者根据临床经验并结合《金匮要略》提出了"若五脏元真通畅，人即安和"这一命题，它贯穿治疗疾病的整个过程。《医宗金鉴》的作者就认为这条乃一书之纲领，前人误编为次篇，先后失序，今冠于首，以统大意。细绎全文，此说不无道理。《黄帝内经》对人体生命现象的认识是从天人合一的思想出发的，无论是属自然现象之天与地，还是属人体生命活动之人，都自始至终存在升降出入这一运动形式。故《素问·六微旨大论》云："出入废则神机化灭，升降息则气立孤危。故非出入，则无以生长壮老已；非升降，则无以生长化收藏。是以升降出入，无器不有。"升降出入的运动形式在人体的不同部位、脏腑等都有不同的表现形式。在六腑，则传化物而不藏，故实而不能满也；在五脏，则藏精气而不泻也，故满而不能实。五脏的藏并非不流通也，《医学入门》云"脏者，藏平也，藏诸神而精气流通也"，藏精气的目的还是输布精气，如何输布呢？《素问·调经论》回答了这个问题，曰："五脏之道，皆出于经隧，以行血气，血气不和，百病乃变化而生，是故守经隧焉。"也就是说，五脏之道"经隧通畅，血气相和，百病不生"，这说明脏与腑升降出入的内涵、性质不同，在人体的重要性也不同。医学实践证明该理论可较好地说明人体的生理功能变化，并认为"五脏元真通畅"是人体健康的表现。提出人应该达到"五脏元真通畅，人即安和"。

1. 何谓五脏元真

　　《金匮要略》是张仲景在《黄帝内经》基础上写成的，《黄帝内经》曰"所谓五藏者，藏精气而不泻也"，即气化五脏、四时五脏、功能五脏和神志五脏。如《灵枢》云："五脏者，所以参天地，副阴阳，而运四时，化五节者也。"指出中医五脏的真正内涵是机体的一种调节控制系统，但非具体实质的"脏"。"五脏"是指以五脏为中心的、与天地自然相应的五大功能系统。

　　"元真"最早见《金匮要略》，解作"元气或真气"。细看《金匮要略》中"五脏元真通畅，人即安和"，此处"元真"应包括《黄帝内经》"精气学说"中之"精气"，五脏元真包括了人体正常的功能代谢和形态结构。

　　《金匮要略广注》曰："元真者，藏真之元气，经云藏真散于肝，通于心，濡于脾，高于肺，下于肾。所谓天真是也。"可见，"五脏元真"遍布全身，与天地自然相应。五脏元真是天地自然的产物，它的盛衰受自然界阴阳变化的影响。先天禀赋决定着五脏的生理特性和强弱状态，五脏真气会随着机体的自然衰老呈现逐渐衰败的趋势。《素问》云："以欲竭其精，以耗散其真。"可见，"元真"是源于先天、通于自然的。仲景选用"元真"突出了人体正气中属于先天禀赋的重要性，因为它决定着脏腑经络气血本身固有的物质状态和功能特性，并使人体的生理功能和病理变化具有一定的倾向性，是把人体看成和天地自然协调一致的相对完整的整体，人体同天地万物一样，源于先天自然的精微物质，人体的生理病理变化都会受到大自然的影响。

　　《金匮要略》首次解释"元真通畅"，"通"，《说文解字》为"达也"。《易经》云："往来不穷谓之通。""畅"，有"通达"之意外，还有"充实、旺盛"的意思，即生命物质充裕、生理功能正常、抗病能力强盛。"通畅"是人体新陈代谢的一种生理状态。虽然"通畅"的表现形式可因内外环境、个体差异等有所不同，但都是正常生命现象，机体仍然可以维持自身气血津液和脏腑经络的信息流和能量流的"通畅"状态。

《周易》用"和"来解释自然界的和谐,从"天人合一"到"协和万邦",从"和谐社会"到"君子和而不同","和"字代表了中华文化的精髓,"和"字还贯穿于中医学思想的始终,是中医思想的集中体现,并对现代医学产生了积极影响。《素问》曰:"血气不和,百病乃变化而生。"《素问·生气通天论》曰:"凡阴阳之要,阳密乃固,两者不和,若春无秋,若冬无夏,因而和之,是谓圣度。"《素问》云:"……二八肾气盛,天癸至,精气溢泻,阴阳和,故能有子。"《灵枢》篇曰:"肺气通于鼻,肺和则鼻能知香臭矣;心气通于舌,心和则舌能知五味矣;肝气通于目,肝和则目能辨五色矣;脾气通于口,脾和则口能知五谷矣;肾气通于耳,肾和则耳能闻五音矣。"《黄帝内经》中"和"是从人体阴阳气血、五脏功能及时令等方面,论述了"和"是维持人体正常生命活动的基本条件。张仲景《伤寒杂病论》继承发展了《黄帝内经》"和"之理论,"若五脏元真通畅,人即安和"中"和"即指机体之阴阳、表里、营卫、气血、寒热、虚实等人体功能处于阴阳动态平衡状态。与《黄帝内经》中"阴平阳秘,精神乃治"有相通之处。《老子》说"人法地,地法天,天法道,道法自然",《庄子》说"天地与我并生,万物与我为一",主张顺从自然,以求天地万物与我为一的境界。人之生亦赖于这种天地之"和"。《管子》言:"凡人之生也,天出其精,地出其形,合此以为人,和乃生,不和不生。"意为天精地形和合为人。病由"不和"致之,治疗当"和"以所宜,令其条达,而致和平,最终令人体达到和谐、和合、中和,从而确立中医学的思想原则。在《伤寒论》和《金匮要略》中,"和"字约出现 81 次,不仅概括了张仲景对人体生理病理的认识,也是张仲景学术思想的核心之一。《金匮要略》提出"若五脏元真通畅,人即安和",说明人体正气充盛,五脏六腑营卫气血相互协调,就能维持稳定的内环境而处于"安和"状态。

国医大师孙光荣教授首创中和医派,中和思想是融入儒家"贵中尚和"理念的中医临证指导思想。主旨是辨识其偏盛偏衰,矫正至其中;察知其太过不及,燮理达其和。以"谨察阴阳所在而调之,以平为期"(《素问·至真要大论》)为基准,坚持中医维护健康、治疗疾病的主旨。以阴阳为总纲、以气血为基础、以神形为主线,把握对立统一的"失中失和"的基本元素,进行中医辨证。以"调平燮和"为目的,以扶正祛邪、补偏救弊为总则,根据临证实际化裁经方,针对"失中失和"组方用药。孙光荣教授认为中医辨证的纲领有八纲辨证、卫气营血辨证、经络辨证、气血精津辨证、脏腑八纲辨证等,但都离不开"阴阳"之总纲,而阴阳在人体的基础是"气血",然而"气血"在人体的表征是"形神",而且是"神形合一"。所以,健康之人必须"形与神俱",若遇疾病,则"得神者昌,失神者亡"。正因如此,"形神"是中医辨证的首要元素。如果形神相合,即气血相应,亦即阴阳平衡,即是"中和",这就是健康之象;反之,失神脱形,即是气血失和,也就是阴阳失衡,即违"中和",也就是疾病之征。孙光荣教授基于中和思想,"形神"居于两种元素之中为主线。任何一组都是正反一对,也就是概念相对,辨析之,即可辨明"失中失和"之所在。中和组方是在中和思想指导下,根据中和辨证的结果,采用的不偏倚、调平燮和的组方用药方法。临床思辨特点是调气血,平升降,衡出入;中和组方的基本原则是遵经方之旨,不泥经方用药;谨守病机,以平为期,中病即止,不滥伐无过;从顺其宜,患者乐于接受。中医治疗的关键是调理,而调理之方药应该是"平和"的方药组合:一忌在未固护正气的前提下施以大热大寒大补大泻之剂;二忌过度滋腻,过度攻伐;三忌崇贵尚奇,以昂贵难求、不可寻求之奇方怪药而求奇验。犯此"三忌",都会给患者的身体造成不可估量的伤害。当前医源性、药源性疾病愈来愈多,大多是由于遣方用药没有合理组合,而导致对机体严重伤害,乃至死亡。中和组方用药谨守病机、以平为期。方药中要阴阳结合、动静结合、升降相应、收散兼容、寒热共享等。以期在保证用药安全的前提下,达药到病除的目的。

2. 五脏元真通畅阐明的观点和意义

《金匮要略》篇"若五脏元真通畅,人即安和",首先张仲景从人与自然的密切关系谈起,指出人体的健康离不开自然环境。人体的五大功能与外部环境通过其共有的物质基础"元真"来保持和谐统一。若五脏本身的元真及与之密切联系的外环境的元真均充实、调畅,人体抗病能力就强,就能够适应内外环境的变化,不会被邪气侵犯而保持健康。"五脏元真通畅"首先表示人体精气处于和畅流通的状态,人体与外环境之间时时交流沟通。其次"五脏元真通畅"强调人体内部精气充实、通畅是保证人体新陈代谢正常的必备条件。进而把人体的局部与整体统一起来,把人与外环境统一起来,体现出中医的整体观念。

张仲景"若五脏元真通畅,人即安和",说明五脏各自的功能正常;五脏及其所属系统的正常;五脏之间功能配合协调的正常。

(1)"气血和"即人体气血运行和畅(人体内环境的和谐)。《素问》云:"五味入口,藏于肠胃,味有所藏,以养五气,气和而生,津液相成,神乃自生。"分别从先后天角度讨论了"神"的产生。精气神是生命的基本要素。人体之气和谐有序,生理功能正常,人的精与神方能旺盛,人体才能维持健康,即精气神和谐则人体正常,健康的关键在"和"。《素问》的"血者,神气也"、《灵枢》的"血脉和,则精神乃居""血气以和""血气和调",都说明精气血气调和,是神产生和保持正常状态的重要基础。气血失其和调畅达,是产生疾病的主要机制。精气神的和谐主宰着人体的整个生长、发育、生殖、衰老过程,精能生气,气能生神,养生先应保其精,精满则气壮,气壮则神旺,神旺则身健,身健而少病。精气神和谐是五脏功能正常的保证,精气神与五脏关系同样需要和谐,如《素问》表述,来自水谷之精气的营气,因其精专柔顺,乃能"和调"于五脏,洒陈于六腑,而入于脉,灌溉五脏六腑,濡养全身。另一方面,精、气、神的化生、储藏及运行,又需五脏来主持完成,精气神是维持脏腑、经络、四肢、官窍功能活动的物质基础,脏、腑、气、血、津液、形体、官窍及其与外界环境维持相对协调平和,人体健康;整体统一性遭到破坏,则易产生疾病。

善养生者保持精气神的安宁和谐,如《素问》云:"其知道者,法于阴阳,和于术数,食饮有节,起居有常,不妄作劳,故能形与神俱,而尽终其天年,度百岁乃去?恬淡虚无,真气从之,精神内守,病安从来,是以志闲而少欲,心安而不惧。"《黄帝内经》根据疾病的基本原因,视调整人体阴阳五行的"太过"和"不及"为首务,提出"因而和之,是谓圣度""法于阴阳,和于术数"。

(2)"志意和"即精神活动正常(心理与生理的和谐)。孔子强调人际相处应"礼之用,和为贵"。《灵枢》中说:"意志者,所以御精神,收魂魄,适寒温,和喜怒者也。"志意"和"即调和,使七情保持正常状态。七情是引起疾病的重要因素之一。《素问》里指出"天有四时五行,以生长化收藏,以生寒暑燥湿风。人有五脏化五气,以生喜怒悲忧恐",七情产生于五脏的活动及外界环境的刺激。正常的七情对五脏有良好的调节作用,即志意和则精神专注,魂魄不散,悔怒不起,五脏不受邪矣。志意失和可引起机体的阴阳失调,气血不和,经络阻塞,脏腑功能失常,导致各种疾病发生。

(3)"寒温和"意指人能适应外界寒温环境(人体与自然的和谐)。人与天地自然之"和""天人合一""天人相应"思想是我国传统文化的重要思想,揭示人与自然的统一关系,其基点在强调天、地、人的和谐发展。《黄帝内经》重视自然环境之间的密切联系,提出了"人与天地相应"的观点。"和"的内涵是"多元的统一、动态的协调、变化的适度"。

(4)"天人和"。对孙光荣教授中和医学流派的"天人和"的理解,首先从医德教育中的求得"医患和"说起,而唯有医患和谐才能实现《黄帝内经》中"标本相得""邪气乃服"的目标,而落实"和"的关键就是加强医德教育和培养。《黄帝内经》中有劝诫医师之"五过""四失"论。孙光荣教授提出对其弟子的具体要求,即《中医人十禁》《中医济世活人必先做到"十不得"》《师训箴言》等,并针对每个弟子提出具体要求,然后由弟子认真研读,宣誓要严遵师训。用心良苦,目的却只有一个:"医患和"而"邪气服"。治病救人的过程中,孙光荣教授更是不拘一方一法,始终坚持"和为贵",以"天人和"为治疗的最高境界。

3. 发(疾)病观:若五脏元真不通畅(失和),"失和"人即生病

《金匮要略》作为现存最早的论述诊治杂病的专书,一直有效地指导着临床实践。"五脏元真通畅,人即安和"一句见于《金匮要略·脏腑经络先后病脉证》第二条,原文为:"夫人禀五常,若五脏元真通畅,人即安和,客气邪风,中人多死。"该条原文从天人相应的整体观念出发,阐明了杂病的发病观、常见病邪与致病途径,以及重视预防、早期图治的原则。文中的"五脏元真通畅,人即安和,客气邪风,中人多死"从人体的正气与外界的邪气两方面着眼,概括了疾病发生的内因与外因。张仲景此处既强调了正气的御邪作用,又指出了邪气对人体的伤害。但结合本条后文的"若人能养慎,不令邪风干忤经络……不遗形体有衰,病则无由入其腠理"则可以看出,张仲景的发病观是将正气的御邪作用放在首位的,即强调内因的主导作用。历代《金匮要略》注家皆从发病观的角度将此理论加以阐发。笔者在仔细研读此句原文后意识到,此句话不应当仅仅作为张仲景的一个发病观点牢记在心,应当进而指导疾病的预防。

4. 防病观:防五脏元真不通畅体现治未病思想

"五脏元真通畅,人即安和"对"治未病"有很大启示。中医认为,元气主要由肾藏的先天之精所化生,通过三焦而流行于周身,以推动和调控人体各脏腑、经络、形体、官窍的生理活动。"五脏元真通畅,人即安和"意谓五脏之精气充沛、畅达,则脏腑功能协调有序,人体便平安康健而无病。推而广之,临床在防病时,应当详察其五脏之精气是否充盛、畅达,然后究其所虚或不通达之处,加以补益、疏通,使人体五脏的精气恢复协调有序的状态,则可免受疾病之苦。张仲景在《金匮要略》中构建了杂病防治诊疗体系,其中"治未病"思想是很重要的一部分,在首篇即提出"上工治未病",说明"治未病"是评判医者高明与否的标准。继而又指出"若五脏元真通畅,人即安和",为"治未病"提供了指导原则。

《金匮要略》一书比较全面科学地阐述了何为"治未病",怎样"治未病",同时也论述了疾病发生、发展和传变的规律。通过对相关文献的整理和中医理论的探讨,我们发现这些与"治未病"相关的问题大都离不开"五脏元真通畅"的指

导原则。

（1）"五脏元真通畅"与"未病先防"

"五脏元真通畅"指导下的"未病先防"方法强调顺应天地阴阳的变化来调节饮食、起居、衣着、劳逸、精神等多个方面，做到"顺时摄生"。使人类生命个体、群体与主体以外的生存环境高度和谐统一，即人法地、地法天、天法道、道法自然的方法。

（2）"五脏元真通畅"与"既病防传"

"五脏元真通畅"对"既病防传"的指导意义主要体现在以下两方面：一是把握五脏生理和病理相通的特点，一脏有病，除治疗本脏外，还要考虑从他脏论治，以控制疾病发展的趋势，防止传变；二是重视脾胃对整个机体的滋补营养和对人体气机的中枢调节作用，强调脾胃之气对促进康复、防止疾病传变的影响。总之，人生于天地之间，人体的阴阳平衡无时无刻不受到天地阴阳变化的影响，故在"既病防传"。一方面，更注重五大系统之间的相通相融关系，因此有了一脏有病，从他脏论治的诊治方法，另一方面，因为脾胃能够滋养机体的后天气血，又是人体气机的枢纽，所以脾胃在调节五脏气血功能上有着举足轻重的作用，强调脾胃之气对促进康复、防止疾病传变的作用。

（3）"五脏元真通畅"与"安和"

随着社会经济快速发展和生活水平的提高，人们产生了对健康服务的高需求，而当代医学却往往忽视了这一需求，把注意力过分集中在某些疑难病的治疗上。因此，应把医学发展的战略从"以治愈疾病为目的的高技术追求"，转向"预防疾病和损伤，维持和促进健康"的课题研究，医学模式也应转向生理—心理—社会—环境四者相结合的新医学模式。

《黄帝内经》整体观所论人体自身的统一，人与社会、人与自然统一，人的身心和谐统一，承载了中医学"不治已病治未病"的重要原则，强调调节生活规律及饮食习惯，调节人体情志变化，适时掌握好四时气候变化，探明四时气候、环境、工作与健康、疾病的关系，对防止疾病发生、促进人类健康都具有重要的现实意义。这一理论为生理—心理—社会—环境相结合的新医学模式提供了理论基础，而这一理论基础的内涵即"和"思想，它既是预防疾病的手段，也是人类健康的最终目的。可见和谐思想也贯穿于中医治未病的始终。

综上所述，中医学始终重视"和"，中国哲学思想、传统文化"以和为贵"，侧重在"和"，表现为精气神的和谐、人体内部及人与自然的和谐，失和则致病，治未病就是防失和，治疗的目的在于达到"和"，这些理论，最终发展成完整的体系,为中医学之核心。"和"的含义相当丰富,有相应、协调、和合、和顺、融洽、适中等诸多意义。追求长寿之道的中医养生学,也吸收了这一理念,并将其贯穿于养生的始终。《黄帝内经》云:"因而和之,是谓圣度。""圣度"就是最高法则的意思,可见《黄帝内经》对养生之"和"的重视。最终,通过内外调养,达到"阴平阳秘,精神乃治"的养生最佳状态,即阴阳平衡,身心健康,从而长寿。从生命规律来看,人体自身的"形与神俱"是长寿的基础。人体是由脏腑、经络、皮肉、筋骨及精气神等组成的整体,各组织结构保持功能协调,机体就能维持良好的生命状态,这是健康长寿的内在因素,《黄帝内经》中"正气存内,邪不可干"的意义就在于此。所以养生应从自身出发,根据自己的身体特点,主动运用各种手段,保持五脏系统的和谐统一,达到和维持精充、气足、神旺的健康状态,自能"不成神仙也寿长"。

然而,不可否认的是,"顺天应人"是长寿的重要保障。养生的"顺天应人",指自身与自然环境和社会环境达到和谐统一的理想状态。最基础的是家庭环境的和谐,所谓"家和万事兴",否则,天天因家事不和而烦恼,那么养生方法再妙,也难得良效。《黄帝内经》中的《灵枢·本神篇》云:"故智者之养生也,必顺四时而适寒暑,和喜怒而安居处,节阴阳而调刚柔,如是则僻邪不至,长生久视。"这段话中的"顺、适、和、安、节、调"道尽了养生之"和"的真谛。希望养生爱好者能以此共勉,习之、惜之,以达和谐养生之"圣度"!

5. 治病观

作为疾病治疗调节之法度,强调须掌握天之五气、人之五脏生克规律:"必先五胜,疏其血气,令其条达,而致和平。"将恢复机体的平和状态、勿太过与不及。《灵枢》提出,阴盛而阳虚,先补其阳,后"泻其阴而和之";阴虚而阳盛,先补其阴,后"泻其阳而和之",达到阴阳平和。失和是人体疾病产生的根本原因,扭转失和的状态,将人体恢复到阴阳气血调和、与环境和谐相处的健康状态,当是治疗疾病的关键。对于阴阳、脏腑、气血的失和,要求偏倾者求其平,盈亏者求其匀,相争者求其和,逆乱者求其顺,突出了求"和"的主题。

和谐脏腑也是《黄帝内经》治疗原则的又一体现。藏象理论强调各脏腑之间必须保持相互资生、相互制约的关系,资生与制约在于补不足损有余,目的是使各脏腑之间保持和谐。五气、五脏胜复,导致脏气偏颇失和,治疗当抑有余,补不足,协调脏腑,维持平和。张仲景在《金匮要略》中也以"和"来描述人体的正常生理状态,如"身和,汗自出,为人腑即愈","不和"乃为人体的病理状态。把

"和"与"不和"作为审视疾病转归的基本依据:"和则愈,不和则不愈。"张仲景的组方法度也体现了"和",且贯穿于六经辨证的全过程。张仲景所论"和"含义至广,还包括治则、治法,体现于六经辨证论治之理法方药中,然仲景之"和"在于持调和为基点,以和为法度,进行调和机体之阴阳、表里、营卫、气血、津液、寒热、虚实,即以"调和"为总则,达到扶正祛邪而愈病,使人体机能恢复和谐正常。

《黄帝内经》和《伤寒杂病论》的"和"思想,对后世医界产生了深刻的影响,在辨证论治和处方用药上处处贯彻"和"的主导思想,如金代成无己、明代张景岳、清代程钟龄等人均立足于张仲景之"和"法论治,并将其含义进一步拓展。元代朱丹溪认为,阴阳升降,既有阳升阴降,也有阴升阳降,对阴虚阳盛之证,其指出:"补养阴血,阳自相附,阴阳比和,何升之有?"故治疗重视补阴抑阳,采用补阴血使阳降的治法,使阴升阳降,达到"阴阳比和"的目的。

明代张景岳继承了张仲景之"和"法,其义远远超出狭义所限。"和方之剂,和其不和者也。凡病兼虚者,补而和之;兼滞者,行而和之;兼寒者,温而和之;兼热者,凉而和之,和之为义广矣。亦犹土兼四气,其中补泻温凉之用,无所不及。务在调平元气,不失中和贵也。"可谓以"和"法囊括其他七法。《医学心悟》将"和"法定为"医门八法"之一,总的来说:"有清而和者,有温而和者,有补而和者,有燥而和者,有润而和者,有兼表而和者,有兼攻而和者,和之义则一,和之法变化无穷焉。"此外,寒热并用谓之和,攻补兼施谓之和,调理气血谓之和,协调阴阳谓之和。在历代医家的不同医疗实践中,"和"法始终是主轴。"和"的本意是指保持和恢复人体的自身调节机制,使阴阳、营卫、气血、津液、脏腑等系统功能协调而维持正常的生理活动,且贯穿于理、法、方、药的全过程。也即不和则病,病则治,治则和,和则寿。

随着社会的发展与进步,人们崇尚自然、回归自然的要求愈来愈强烈。笔者在临床上根据"五脏元真通畅,人即安和"的理论,对不同的患者审因辨证,采取不同的治疗措施,如精气虚者补之,津液气血不畅达者疏导之,使其脏腑功能协调、气血津液充沛,增强正气御邪的能力,从而免受外邪的侵袭。

"五脏元真通畅"是人体健康的表现。有人指出,脏腑经络的病变尽管临床表现多端,都离不开气滞水停血瘀、五脏元真不畅的基本病因,因此,通畅五脏元真是杂病治疗的关键。我们对该理论进行了进一步研究,认为通畅五脏元真是攻克医学难题的可行性思路,杂病治疗是仲景医学的特色之一,继承发展张仲景杂病治疗的理论有重大的现实意义。科学虽已发展到今天,但对某些生理和病理现象尚不能完全解释,这体现了人是自然属性和社会属性组成的复杂体。张仲景《金匮要略》中"五脏元真通畅，人即安和"的理论很好地解决了人体这一复杂体的病理难题。目前困扰医学界的几大难题，如恶性肿瘤、慢性肝炎、慢性肾炎、自身免疫性疾病等的防治问题困难重重，我们不妨从仲景医学中找思路，从通畅五脏元真这一思路出发，可望找到解决肿瘤细胞持续性增生、慢性炎症时器官纤维化的办法。

6. 五脏元真通畅为治病贵通奠定了生理学基础

《金匮要略》"治病贵通"有别于一般方法。它基于中医对人体升降出入协调有序的认识，治病的关键在于使不通者通。

《黄帝内经》曰："主不明则十二官危，使道闭塞而不通，形乃大伤。"无论对"使道"做何种解释，可以说"道塞"与"形伤"有内在联系。如《素问》说："卧出而风吹之，血凝于肤者为痹，凝于脉者为泣，凝于足者为厥。此三者，血行而不得返其空，故为痹厥也。"王冰认为文中的"空"是血流之道，是大经隧。这说明在病因（风邪等）的作用下，血液凝滞不通表现在不同的部位，可见痹、泣、厥等。道塞与形伤的病理模式反映了中医学对疾病认识的深化，是对疾病本质特征的深刻认识。中医诊治疾病是基于对人体生理的认识，它往往把机体看作阴阳两方面的多种因素的动态平衡，平衡的破坏引起疾病的发生，故有"阴平阳秘，精神乃治；阴阳离决，精气乃绝"的说法。基于对疾病的认识，故而强调善诊的人，察色按脉要先别阴阳，阴阳平衡离不开五脏元真气血协调有序，五脏元真气血失序必然危及阴阳的平衡，终至疾病的发生。

《灵枢·天年》云："五脏坚固，血脉和畅……各如其常，故能长久。"人的寿命能否长久，五脏、血脉是第一个层次，其他依次为肌肉、皮肤、营卫、六腑等，每个层次都有不同的升降出入的方式。五脏元真通畅对人体安和重要性的认识，是张仲景对《黄帝内经》"正气存内，邪不可干"这一中医发病学思想的补充和发展，为《金匮要略》治病贵通的学术思想奠定了基础。人体是否安和，不外乎内外两个方面的因素。如果外能慎养以避客气邪风，内能调养五脏元真气血，并令其充盛通畅，则人可相安无事，反此则疾病丛生。可以说，张仲景对人体抗病能力的考察，不是笼统地归之于正气，而是落实到五脏元真气血的作用；不是用静止的观点分析它的抗病能力，而是用运动的观点强调五脏元真气血环流不休、升降不止、出入不已这样一种有序的通畅状态对于抵御病邪入侵、保持人体安和所具有的重要作用。说明了"正气存内"之所以邪不可干的病理生理机制。故而《素问》云："开鬼门，洁净府，精以时服，五阳已布，疏涤五脏，故精自生，形自盛，骨肉相保,巨气乃平。"通过开鬼门、洁净府,达到五脏阳气输布,五脏阻滞得以疏涤,精生形盛,身体健康。对于五脏元真通畅的生理状态,应该从五脏元真气血是否充盛和是否通畅这两个方面来理解,两者紧密相依,缺一不可,以致表现于疾病的不同情况可以看出它们有轻重主次的区别。正虚之证主要是五脏元真气血在量上的不足,它仅能维持低水平的运动状态,因虚而滞,使机体各种功能活动受到不同程度的影响,进一步发展,可由虚致实。而邪盛之证,主要是由于邪盛妨碍了五脏元真气血的通畅,进而可以影响五脏元真气血的充盛,这种量的减少,也就是由实致虚的过程。《金匮要略》云"阴阳相得,其气乃行,大气一转,其气乃散",就是对五脏元真通畅的具体运用。大气,认为是人体的元气。水肿病的治疗大法,当使阴阳相得,正气才得畅行,元气运转,邪气方得消散。可见,气转、气通,对于水气病的痊愈有着举足轻重的作用。张仲景对于病邪刚入中经络,出现四肢重滞的病症时,采用导引、吐纳、针灸、膏摩等疗法,勿使九窍闭塞,进而保持五脏元真气血的通畅。《灵枢》云:"缓节柔筋而心和调者,可使导引行气,导引吐纳。"

《黄帝内经》有血菀、血凝、内闭九窍外壅肌肉等病理模式。道塞与形伤的病理模式适应不同的病理层次,是对疾病共性的一种反映。如中风病,气血本虚,更因其运行不畅而致经脉痹阻,络脉之濡养亦同时感到不足,这是基本原因,可因偶感外邪而发。而中风的病理过程则因邪在不同的病理层次而有不同的表现,《金匮要略》云:"邪在于络致肌肤麻木不仁";若病变较为严重,累及主要经脉阻滞,气血不能运行,以致肌体重滞不易举动;但若疾病进一步发展,影响有关的脏腑,会出现不识人、不能言语、口中吐涎等脏腑功能严重紊乱的现象。在中风病的各个阶段,都蕴含有道塞与形伤这个病理机制。道塞与形伤的病理模式,提示了治病贵通的重要性和普遍性。既然道塞与形伤模式的存在具有普遍性,又是对疾病本质特征的深刻反映,在这个模式中,道塞是核心的、基本的,那么作为治疗指导思想的治病贵通的重要性、普遍性就可想而知了。在这个模式中,我们还应知道,道塞可致形伤,形伤又可反过来影响道塞。如果没有别的因素中断这种相互作用和影响,那么,就可能形成一个恶性循环,使病情进一步恶化。而治疗的目的就在于提高机体抗病能力,促使这种恶性循环转变为良性的互相作用和影响,加速疾病的痊愈。

治病贵通的方法与途径:

(1)祛邪外出使之通。五脏元真通畅则人体安和无病,一旦打破了这种状态,病邪入侵势必影响机体元真的通畅,而要使滞塞得解,必使邪有所出。张仲景云："夫诸病在脏,欲攻之,当随其所得而攻之,如渴者,与猪苓汤,余皆仿此。"五脏元真气血的通畅与否,与六腑气机亦密切相关,治疗上采取疏畅六腑闭塞,令不通者通的办法,则又是恢复五脏元真气血通畅的可取途径。大黄是张仲景攻下法的代表药,《本经》谓大黄有荡涤肠胃、推陈致新、通利水谷、调中化食、安和五脏的功能,张仲景使用攻下之品,也正是通过推荡秽浊积滞以达到推陈致新、腑气顺畅、五脏安和的目的。

(2)利尿泄秽浊使之通。《素问》云："其在下者,引而竭之。"水湿痰饮之病,水性趋下,多属于《黄帝内经》所谓"在下者",利小便即是常规疗法,因为排除体内蓄积之水湿痰饮,才能畅达肺之宣发,脾之升运,肾之气化,使机体水液代谢得以正常。综观张仲景治湿诸方,出现小便不利之症,并不专主利小便,而是取桂附等通阳化气以利尿。

(3)畅达脏腑使之通。人体五脏六腑各司其职,各具特性,但又相互联系,相互影响,构成一个完整的系统。疾病的发展一般是由浅入深,由经络到脏腑。脏腑一旦受累,则脏腑的功能郁而难发,机体元真气血通畅的状态则难以维持,此时若根据脏腑功能及其相互关系给予适当的治疗措施,则可顿开郁塞,疾病也豁然而愈。从五脏病的证治来看,除考虑病因、病性外,极为重视五脏功能的畅发通达,这是张仲景治病贵通的重要内容。如:心主血脉,贵在环流畅行,最忌凝血停瘀,治疗心病当考虑此特性,如用炙甘草汤治疗脉结悸,用人参、桂枝、生姜,且借清酒,重在振奋心阳,以畅血行,并有补而勿滞、寒而勿凝之功。肝脏贵在疏畅条达,最忌抑郁结滞,脾脏贵在升清健运,最忌呆滞脱陷,肺脏主在呼吸,贵在清肃宣降,而忌愤郁无常,肾脏为水液代谢的总司,贵在开合通利,而忌聚散失度……五脏之间的关系,是治疗各脏疾病中应加以考虑的问题。

首篇第一条:"见肝之病,知肝传脾,当先实脾。"其目的就在于脾脏正气充实则不会受邪,使病变局限于肝以便治疗。接着张仲景提出了肝虚的治疗用药方法:肝之病,补用酸,助用焦苦,益用甘味之药调之。之所以如此,是因为酸入肝,肝虚当补之以本味,所以补用酸;焦苦入心,心为肝之子,子能令母实,所以助用焦苦;甘味之药能调和中气。

(4)温阳通脉,调和血气使之通。《素问》云:"五脏之道,皆出于经隧,以行血气,血气不和,百病乃变化而生,是故守经隧矣。"经脉血气通畅是维持机体正常的基础,疾病的发生没有不影响到气血运行的,疾病的治疗更离不开对经脉血气功能的考察。可以说,无论运用什么方法治疗疾病,经脉的通畅、血气的调和是最基本的途径。张仲景之所以极为重视通其经脉、调其血气,是由《金匮要略》所治之疾病多是由内科妇科杂病所决定的。这些杂病一般是以慢病、久病多见。久病必瘀,瘀在经络气血。由于血液循环、经脉气血难以达到正常的要求,尤其是病变部位,必然要影响药物达到病所的能力,终至疗效的降低。如薯蓣丸治风气百疾,用桂枝、芍药、川芎、当归等则能起到调营和血、去滞行瘀的作用。因经络不通,则转输不捷,药不能尽其功,并茯苓,四物必用川芎,六味地黄丸必用牡丹皮、泽泻,而泻剂自不待言。王清任甚至云:"气通血活,何患疾病不除。"借用辛香温通之力,达到通行经脉、调和血气的目的,是一大特色。张仲景是好辛香温通药物的温热派。桂枝、附子等许多辛香温通药物作用的发挥,都要借助于通其经脉调其血气作用的发挥,如黄芪桂枝五物汤、桂枝芍药知母汤等。善用、重用、叠用虫类逐瘀药是张仲景通脉治瘀的主要贡献,常用的有水蛭、虻虫等。

仲景也常用当归、桃仁、红花、川芎等活血化瘀类药物,也非常重视气血的作用,常常使用人参之类的益气药物,如鳖甲煎丸、薯蓣丸,常用的有枳实、厚朴、陈皮等。《医理真传》阐明:"阳气流通,阴气无滞,自然病不作。阳气不足,稍有阻滞,百病丛生。"指出气的充盛与调畅是健康的重要保证,而一旦血气并寒邪而入堵塞之,脏真之精气不行,神机化灭,升降出入之道皆绝,如此则死将至矣。

《素问》云:"阳气者,若天与日,失其所,则折寿而不彰。"在阴阳的关系上,仲景更加重视阳气的作用,与《黄帝内经》重阳、阳主阴从的理论是一脉相承的。温补阳气,以补心、脾、肾阳为主,阳虚必然导致机体的滞塞,与阳虚则寒、寒性凝滞的特点相符。从某种程度上说,温补阳气可以使不足的阳气达到充盛,进而行使阳气的温煦、卫外、通达的作用。可以说,张仲景治疗杂病大量使用温性药物与其重视阳气,恢复阳气正常运行是有明显关系的。通阳离不开温,又不限于温。辛香温通的药物在《金匮要略》中广泛运用,正是通阳在《金匮要略》杂病治疗中占有重要地位的表现。在所有辛香温通药物中,桂枝、附子的运用尤为瞩目。桂枝,性味辛温,桂枝的作用归结为和营、通阳、下气、利水、行瘀、补中等,而作用的机轴总由令塞者通这一关键展开。是使阳气通达病变局部以发挥其作用。疾病的过程就是在各种致病因素作用下,人体升降出入出现盛衰强弱和错乱倒置变化的过程。《金匮要略》治病贵通的重要内容可总结为重视脏腑功能的通达,气血元真的流畅和使邪有出路。这是张仲景对疾病发生发展的整体态势和患者自身进行综合考察的结果。

7. 五脏元真通畅的临床实践

仲景治疗杂病除了注重五脏相通的关系外,还重视调理脾胃。脾胃是后天之本,气血生化之源,脏腑功能的正常发挥和脏腑病变的逐步痊愈都要以脾胃化生的气血津液为物质基础。脾胃功能正常,则人体气血充足,正气旺盛;脾胃功能不振,则人体气血来源匮乏,正气虚衰。国医大师路志正教授崇尚脾胃学说,认为脾胃为后天之本、气血生化之源、气机升降的枢纽,人以胃气为本,治病注重调理脾胃。路老认为,调理脾胃重在升降,顾其润燥,升脾阳,降胃气,勿动胃阴,勿伤脾阳。临床用药要轻灵、活泼,药味平和,不温不燥。求阴阳之和者,必于中气,求中气之立者,必以调中也,中气和,则五脏安。

本文通过半夏泻心汤的临床运用,谈一下脾胃合和对五脏功能的影响。半夏泻心汤是《伤寒论》治疗痞证的代表方,它以调节脾胃气机为立法组方的要点,主治太阳或少阳病误下,脾胃功能受损,斡旋失司,升降紊乱,致使寒热错杂于中,气机痞塞,出现心下痞满之症。气机的升降出入是机体生命活动的基本形式,人体五脏气机的升降出入又是以中焦脾胃为中枢的,所以半夏泻心汤实有调畅全身气机之功,为后世医家所推崇并广泛运用。

(1)首先合和是脾胃功能的集中体现。脾胃是五脏合和的中心:生命活动以气机合和为前提,五脏合和以脾胃为枢轴,以三焦为动力和通道,脾胃合和,三焦通畅,为五脏气机的升降出入提供动力,也为五脏功能的合和及水谷精气的布散提供了通道。半夏泻心之制,本脾胃合和之理:由于中焦脾胃生理上的特殊关系,造成了病理上寒热虚实、燥湿升降的复杂变化与联系,因此中焦病证的治疗,在强调标本缓急的基础上,当遵循合和之法,半夏泻心之制,一合脾胃合和之理,具有和气机、和寒热、和燥湿、和阴阳的作用。半夏泻心汤由三组功能不同的药物配伍而成,一为辛开,以半夏、生姜为君药,药性辛温,辛能升散,顺脾气升提,布散水谷精气,上输于肺,五脏六腑皆以受气,并使肝肾下焦之气上升;辛以开结,燥湿醒脾,破阴以导阳,合脾喜燥健运之性。二为苦降,黄连、黄芩苦寒泄热,顺胃气降浊逆,并使心肺上焦之气顺降,泻阳以交阴,合胃喜湿以通为用之性。三为甘调,以甘温之人参、甘草、大枣补脾益胃,调运中焦,畅达三焦,安补五脏。甘调与辛温药配伍,温中有补,补中有散,虚实并调。正如张景岳云:"和方之剂,和其不和者也。凡病兼虚者,补而和之;兼滞者,行而和之;兼寒者,温而和之;兼热者,凉而和之;和之为义广矣。亦犹土兼四气,其中补泻温凉之用,无所不及。务在调平元气,不失中和之为贵也。"

（2）半夏泻心之用。调四运之枢，和阴阳之机：胃不和则卧不安，半夏泻心汤治失眠等。①《黄帝内经》提出卫气的昼夜运行规律，使人体形成寤与寐的生理活动。而卫气的运行与中焦脾胃关系密切，正如《灵枢·营卫生会》云："人受气于谷，谷入于胃，以传于肺，五脏六腑，皆以受气。其清者为营，浊者为卫……卫气行于阴二十五度，行于阳二十五度，分为昼夜，故气至阳而起，至阴而止。"《灵枢·邪客》篇亦云："今厥气客于五脏六腑，则卫气独卫其外，行于阳不得入于阴……故目不瞑。"说明卫气本身的运行失常，或厥气之阻滞，均可引起失眠。厥气是指五脏六腑逆乱之气，包括五脏气机升降失常，特别是脾胃肝胆气机逆乱及水湿、痰饮、瘀血等阻滞卫气运行，使之当入阴不入阴，而出现失眠，即"胃不和则卧不安"。②半夏泻心汤治黄疸，张仲景《伤寒论》《金匮要略》认为黄疸病的主要病位在脾胃，"然黄家所得，从湿得之"，说明脾湿胃热，互相郁蒸，是黄疸发生的核心病机，这与后世医家"黄疸缘于肝胆湿热，胆汁外溢"的胆黄说不尽相同。随着西学东渐，黄疸病的病因被认为是病毒感染所致，这一认识也影响中医对黄疸的诊治。一时间，抗病毒、清热解毒药物盛行，诚然有一定的临床疗效，但也带来很多弊端，特别是本病多为慢性虚损性疾病，长期服用清热解毒苦寒之药，每益损伤脾胃，加重病情。重温经典，观张仲景治黄之法，丰富之极，令人感慨不已，举案释之。调和脾胃以固本，是慢性黄疸治疗和预后的关键环节。针对脾湿胃热之病机，半夏泻心，正中要的。③此皆聚于胃，关于肺，半夏泻心汤治咳喘，痰湿盛而阳不得发，影响肺气之肃降，故开郁逐痰是本案治疗的核心，恰适半夏泻心之用，"病痰饮者，当以温药和之"，半夏泻心合和脾胃的作用有三：增强脾胃功能；化生和敷布精血津液，肺及皮毛得以养润；五脏合和赖脾胃气机升降之调节功能。

（3）气血和、志意和则五脏元真通畅。在妇科临床观察中，情志与妇科疾病发病及转归有明显的关系，所以调节患者情志是治疗中重要的一环。《灵枢》中说："意志……五脏不受邪矣。"提出"志意和"的观点，"和"即调和，使七情保持正常状态。《黄帝内经》中关于调节情志有丰富的内容，《灵枢》说"多阴者多怒"，说明女子易产生不良情志，《素问》说："二阳之病发心脾，有不得隐曲，女子不月。"说明情志因素是妇科疾病的常见病因，情志与妇科疾病是相互作用的，即情志失调可导致妇科疾病，妇科疾病的发作又表现为情志异常。中医学认为女性由于经、孕、产、乳都以血为用，而且皆易耗血，所以机体常处于血不足气偏有余的状态。《素问》说"百病皆生于气也"，情志变化太过引起气机的变化。"怒则气上"，这些气机的变化，可引起各种妇科疾病。《素问》说："一曰治神，……"

所以医生必先医其心,而后医其身,或者身心并治。根据妇科患者特有的情志特点,《黄帝内经》采取相应的情志调和措施。

(4)气脉常通,使其五脏安和。《素问·上古天真论》云:"帝曰:有其年已老而有子者何也?岐伯曰:此其天寿过度,气脉常通,肾气有余也。"经文提示,人至老年(男子 64 岁、女子 49 岁)还有生殖能力的原因有三:①天寿过度;②气脉(血)常通;③肾气有余。

启迪之一:长寿三要素:①先天遗传禀赋超过常人;②气血能保持畅通;③肾中精气旺盛。

启迪之二:老年病的病理特点:①老人多肾精气亏虚:"男不过八八,女不过七七,而天地之精气皆竭矣。"(《素问·上古天真论》)②老人多瘀:"老者之气血衰,其肌肉枯,气道涩……"(《灵枢·营卫会生》)。因此治疗老年病除用补法外,使其气道通畅是关键,采用健脾益气、补肾化瘀通络的办法,达五脏元真通畅,人即和,长寿延年。

综上所述,《金匮要略》中:"五脏元真通畅,人即安和"的思想,两个层次理解:其一,人与自然的关系。这个问题的关键在于能够帮助我们理解中医为什么能够治病。其二,人的健康的表述。一般而言,医生首要明确的问题并不是人的病理问题,而是人的健康与生理。中医说"以常衡变",对人的健康态的认识决定着该医者的中医治疗效果。不是静止地看待五脏和人体的健康,而是动态地把五脏和人体的健康状态联系起来;不是孤立地讲述五脏各自的功能,而是把五脏的功能联系起来,它们要相互密切的配合,才能保障人体的健康和"安和"。我们从"生理观(健康观)、疾病观(发病观)、防病观(治未病)、治疗观"几个方面理解。《灵枢》曰:"黄帝曰:夫百病之所始生者,必起于燥温寒暑风雨阴阳喜怒饮食居处,气合而有形,得脏而有名,余知其然也。夫百病者,多以旦慧昼安,夕加夜甚,何也?岐伯曰:四时之气使然。黄帝曰:愿闻四时之气。岐伯曰:春生,夏长,秋收,冬藏,是气之常也,人亦应之,以一日分为四时,朝则为春,日中为夏,日入为秋,夜半为冬。朝则人气始生,病气衰,故旦慧;日中人气长,长则胜邪,故安;夕则人气始衰,邪气始生,故加;夜半人气入脏,邪气独居于身,故甚也。黄帝曰:有时有反者何也?岐伯曰:是不应四时之气,脏独主其病者,是必以脏气之所不胜时者甚,以其所胜时者起也。黄帝曰:治之奈何?岐伯曰:顺天之时,而病可与期。顺者为工,逆者为麤。"这将加深我们对"五脏元真通畅"的理解,从而更有效地发挥经典对临床的指导作用。健康的本质是和谐。张仲景"若五脏元真通畅,人即安和"表明五脏各自的功能正常,五脏及其所属系统的正常,五脏相互之间功能配合协调的正常。

以《金匮要略》中"五脏元真通畅"为基本思想,从其内在含义、发病机制、治疗总则等方面探讨张仲景证治思想精髓。"五脏元真通畅"是人体健康的基本条件,也是预防疾病、治愈疾病的最终目的。这一思想精髓可用于指导临床,作为临床辨证施治的指导,对中医各科疾病的辨证治疗提供有效的理论平台。

《金匮要略》用"五脏元真"代言人体正气,其一是强调人体与自然界的统一,也强调人体作为一个整体是不可分离的,要用中医学的整体观看待每个脏器的生理功能和病理变化;其二是人体本身及各脏器的生理特性是先身而生的,无论在无病养生时,还是在既病防传的治疗过程中,都要顺应机体本身的特性和状态,不能违背生理特性进行养生和治疗,更不能轻易耗伐先天之精气神;其三是承认先天对后天的依赖,肯定后天对先天的补养和辅助作用。人始生先成精,即所谓"两神相搏,合而成形,常先身生是谓精",先天之精要依赖后天水谷之气及清气的不断奉养,才能抵挡生命过程中外邪的侵犯,调整机体可能出现的功能紊乱等,也才能完成生、长、壮、老、已整个生命过程。整个生命过程中,人体的正常功能活动赖阳气以及精血津液等物质基础不断地供养,方能使人生命不息,足见后天之气发挥着重要的作用。所以后天的努力对于"未病先防"和"既病防传"都是必不可少的。

读《傅青主女科》感悟傅青主医学学术思想

1. 灵活运用五行理论,重视脏腑的气化关系

五行学说是中国古代唯物辩证观的主要依据,是中医学理论体系的重要组成部分,傅青主学术思想源于《黄帝内经》的五行学说,并且不断予以开拓,给后人留下许多宝贵的辨证经验。傅青主在总结前人五行理论的基础上,十分重视脏腑之间的气化关系,认为五脏除了有自己的五行属性外,彼此之间功能的协调与五行之间的生克制化息息相关。傅青主对五行学说的应用和发挥主要表现在以下几个方面。

(1)证候辨别

傅青主在《带下门·青带下篇》叙述病证云:"妇人有带下而色青者,甚则绿如绿豆汁,稠黏不断,其气腥臭,所谓青带也。"根据五行理论"肝属木,木色属

青",断之曰"明明是肝木之病矣""乃肝经之湿热"。以色命名,带色之青,应木之色,归类于肝;接着以"其色青绿者,正以其乘肝木之气化也。逆轻者,热必轻而色青;逆重者,热必重而色绿",依据颜色青绿之深浅来判断疾病之轻重。又如在《调经门·月经先期篇》中指出:月经先期量多,是"肾中水火太旺",月经先期量少只一二点者,为"肾中火旺而阴水亏"。肾为水之脏,可再分水火,灵活比类,跃然纸上。又云:"先期者火气之冲,多寡者水气之验。"可见对五行的发挥已超越传统上的类比法。

(2)病机阐述

傅青主勤求古训,广敷其义,活用五行辨证,或从母子相互累及,或从相乘相侮论而言其大要,疾病之产生总不偏离不足或太过,而形成亢则害、失中和病机。在《调经门·年未老经水断篇》中,傅青主指出"使水位之下无土气以承之,则水泛灭火,肾气不能化;火位之下无水气以承之,则火炎烁金,肾气无所生;木位之下无金气以承之,则木妄破土,肾气无以成",摒众人血枯经闭之俗见,独抒心肝脾气郁,复加肾气本虚,五行气化失制,亢则为害,肾精亏虚不能化为经水而闭经。在《妊娠门·妊娠恶阻篇》解析恶阻缘由,认为肾水生胎,而肾之子为肝,无津液之养,造成肝气郁结,火动而逆,呕吐恶心之症生焉。在产后篇等也有充分的论述。

(3)论施治

前人总结了许多五行学说在治疗疾病上的应用经验,诸如培土生金法、抑木扶土法、滋水涵木法、水火既济法等,可谓丰富多彩,傅青主在临床运用中,既铭记古训,又大胆创新。傅青主善治疑难杂症,治病独辟蹊径,如对中风引起的半身不遂、语言障碍、口眼㖞斜等疾,傅青主提出了"偏枯不遂,治在心胃"(《傅青主男科》)的独特见解。他说:"此症宜于心胃而调理之,盖心为天真神机开发之本,胃乃谷府,为真气之标,标本得将,则宗气盈溢,分布五脏三焦,上下中外,无不周偏。"傅青主指出"此症人多治木治金固是,而不知胃土之尤切"。他以黄芪、人参、白芍、防风、桂枝、钩藤、竹沥、干姜、生梨、乳汁等组方,治之无不应验。对行经后少腹痛,他认为"肾水虚不能生木,而肝木必克脾土,木土相争则必气逆,故作痛",故用调肝汤治之。基于五行的生克制化规律,傅青主认为对一脏有余或不足的治疗,可以通过调理与其相关的脏腑来实现,在《带下门·赤带下篇》谓"芍药以平肝,则肝气得舒,肝气舒自不克脾土,脾不受克,则脾土自旺,是平肝正所以扶脾耳",其观点与"见肝之病,知肝传脾,当先实脾"的理论相辅相成。傅青主以五行理论解析脏腑气化关系的论述与应用比比皆是,旨在启迪后人,当通晓五行之理,勿失造化之机。

2. 经水出诸肾,女子以肝为先天

肾为先天之本,气血之根,天癸之源,主藏精气,精能生血,血能化精,精血同源而互相资生,成为月经的基础物质;精又能化气,肾精所化之气为肾气,肾气的盛衰,主宰着天癸的至与竭;肾与任、督、冲脉相关,与胞宫相系而主司月经,故傅青主在《调经篇》云"经水出诸肾,而其流五脏六腑之血皆归之""经水出诸肾",是对妇女月经调节机制的高度概括。同时傅青主又认为女子以肝为先天,肝主疏泄、藏血,是冲脉之本,具有储藏血液、调节血流的作用,且女子一生以血为用,由于经、孕、产、乳,数伤于血,相对的血不足,气有余,而肝以血为体,以气为用,因而妇科诸疾主要表现为肝的气血不平衡。肝肾同司下焦,肝为肾之子,为母子之脏。肝藏血,主疏泄,肾藏精,主封藏,肝肾同源,精血互生,肝肾精血可相互为用,肝肾之相火又可以相互影响。肾阴有涵养肝血的作用,肾阳亦有疏发肝气的作用。反之,肝藏血,肝气条达亦有助于肾生精化髓。

傅青主在辨证上重视肝肾,论治妇科疾病强调肝肾同治,从肝着手,着重补肝血养肝,傅青主指出:"夫经水出诸肾,而肝为肾之子,肝郁肾亦郁,殊不知子母关切,子病而母必有顾复之情,肝郁而肾不无缱绻之谊。"按常理多采用疏肝解郁之法,但傅青主认为治疗应"疏肝之郁,即开肾之郁,补肝、肾之精,则肝肾之气舒而精通,肝肾之精旺而水利",可见其遵古而不泥古,见解独特。

3. 重视痰湿为病,治疗重视培补元气,调中健脾

痰饮学说是中医学独特的理论精华之一,在浩瀚的中医文献中关于痰饮的论述非常丰富。隋唐以前,对"痰"与"饮"尚未做区别,《黄帝内经》《伤寒论》《金匮要略》等均侧重于对"饮"的论述。到宋代,杨仁斋著《直指方》始将"痰"与"饮"明确区分,认为"痰之于饮,其由自别,其状亦殊,痰质稠黏,饮为清水"。金元时,王隐君创"顽痰怪症"说,史载之有"痰生百病"论,刘、张、李、朱四大家亦各有见地。明代张景岳论痰证治疗,强调"善治痰者,唯能使之不生,方是补天之手"的治本之策。傅青主对痰湿证的论述,不但继承了前人的经验,且颇有新见,有所发挥。

傅青主在《傅青主女科》首先阐述白带。其提出"带下俱是湿病",认为以带定名,是因为带脉不能约束而有此病。因为"带脉通于任督",任脉、督脉有病会影响带脉。带脉是约束"胞胎之系"的,带脉无力,则难以提系,胞胎就不能固,

所以带脉弱则胎易坠；带脉受伤则胎也不牢固。带脉因何而伤？傅青主认为"非独跌闪挫气已也，或行房而放纵，或饮酒而癫狂，虽无疼痛之苦，而有暗耗之害，则气不能化经水，反变为带病矣"。并且指出，带脉伤，再加脾气之虚、肝气之郁、湿气之侵、热气之逼，就成带下病。可见带下虽与湿有关，究其病因病机，与肝脾功能失调、外感湿邪有关。

傅青主在《傅青主男科》也对痰证进行了详细的论述。对伤风咳嗽有痰，认为"痰原在胃中而不在肺"，"去其胃中之痰，而肺金自然清肃"；对已病之痰，则责之于脾，治法侧重健脾祛湿。其次根据痰色的白与黄而论治，黄痰为火已退，白痰属火正炽，火正炽者用寒凉之品，将退者用祛逐之味；久病之痰因于肾，"非肾水泛上为痰，即肾火沸腾为痰"，治当"补肾以祛逐之"。对痰证的辨证治疗超出以往医家的认识。

傅青主所列治痰方剂 13 首，共用药 35 味。二陈汤为世医治痰证通用方，傅青主认为这是"治痰之标，而不能治其本也"。既批评了世医照搬二陈汤的陋习，又能灵活化裁应用二陈汤，赋予二陈汤新的意义。13 首方中包括治初病之痰、已病之痰、湿痰、寒痰、老痰、顽痰、热痰、水泛为痰、中气又中痰方各 1 首，治已病之痰、久病之痰方各 2 首。其中治初病之痰、已病之痰、湿痰、寒痰、热痰、老痰、顽痰7 证的方药中均含有二陈汤加减变化的痕迹。但其一增一减之中，全以证候变化为根据，或以和胃为治，或以健脾为治，或以补气为先，或以温化为法，或兼养阴，或兼疏达，或消补兼施，或燥湿相济，曲尽变化之妙，可谓活用二陈汤的典范。配伍方面，重视刚柔相济，消补兼施，强调培补元气、调中健脾为治痰的根本。

傅青主对痰湿的认识及灵活的辨证论治，对于充实和发展痰证学说，提高辨证论治水平，具有重要意义。

对《黄帝内经》情志理论对忧思怒导致中年妇女月经病的体会

早在《黄帝内经》时代中医学就建立了以古典辨证、哲学为基础的生物—心理—社会—自然医学模式，重视心理即七情在保持健康和治疗疾病中的作用，其后历代医家又不断发展,逐步形成了中医独特的心身疾病,通过学习《黄帝内经》情志理论,笔者把忧思怒导致中年妇女月经病的体会,简述如下:

1. 何谓"忧、思、怒"

"七情"本指人类情志活动所产生的七种不同感情变化,"忧、思、怒"都属于七情因素。"忧"是指忧愁、苦闷、担心,"悲"是悲伤、悲愤、悲哀,"忧"和"悲"的情感变化虽略不同,但对人体生理活动的影响是相同的,忧愁和悲伤属否定性、消极性、被动性情绪,均属非两性刺激的情绪反映;"思"指思虑、思考,是人体意识、思维活动的一种状态,为脾之志,属于主动性情绪;"怒"指郁怒、暴怒或怒气太盛,为肝之主,怒是人们在情绪激动时的一种情态变化,属于否定性、消极性情绪,是一种不良的情绪刺激。在正常情况下,"忧思怒"等情感变化是机体适应外界各种刺激的正常反应,它可调节气机及脏腑功能活动,使气血和调,升降运行自如,则不引起疾病。一旦突然或长期持久的情感刺激,超过人体本身的正常生理范围,使脏腑功能紊乱,气血通行失调,精血津液生化障碍,造成形体损伤,而导致多种疾病发生。

2. "忧、思、怒"的致病特点

情感致病,即"忧、思、怒"的致病与其他病因病机有明显的不同,例如外感六淫之气,多伤及经络营卫之形体,饮食不节会损伤脾肾,疲劳过度又会削减肾水,受创伤会损伤局部肌肤筋骨等,而"忧、思、怒"等七情病因多伤及脏腑气机,造成气滞或升降失常等种种气机紊乱的情况,形成"身心俱病",或曰"形神俱病"。

(1)直接伤及脏腑

中医学认为,情感活动和脏腑功能密切相关。《素问·阴阳应象大论》曰:"人有五脏化五气,以生喜怒悲忧恐。"说明情感活动是由脏腑所产生的,情感变化是脏腑功能活动的表现形式之一,脏腑功能活动正常,人的情感活动也正常;若脏腑机能活动失常,便会引起相应的病理性情感变化。《灵枢·本神》曰:"精气虚则恐,实则笑不休。"同时,《黄帝内经》更注意到情感变动对脏腑的反作用,大凡有节制的积极的精神情绪,均能促使气血运行营卫通利,有助于脏腑的生理活动,但是"盛怒不止,思整过度""悲哀太甚"等过激或过久情感变化,均可引起脏腑功能失调而成为致病因素,故在《黄帝内经》中有"忧恐食怒伤气,气伤脏乃病脏"的论述。《灵枢·邪气脏腑病形》曰"忧愁恐惧则伤心",《素问·本病》云"忧愁思虑则伤心"，《素问》曰"忧伤肺,思伤脾,怒伤肝",这些文献说明忧愁,思怒过度、暴怒均可损伤脏腑,其中以肝脏为重,而引起他病。

(2)影响气机

情感所伤能会致人体出入升降气机功能发生紊乱,所以《素问·举痛论》曰:"百病生于气也。怒则气上,悲则气消……思则气结,怒则气逆……"七情属于"神"的范畴,"神"虽以"气"的形式而存在,但又主导着"气"的运动,故云:"神即气也。"《类经图翼·大宝论》指出,七情动神首先影响气,"忧、思、怒"过度则可导致气机失调,而百病皆由乎生。因而长期情感不舒可致气郁,进一步可导致血凝,以致湿生痰化火动风等。正如《七松岩集》云:"忧愁、思虑、郁怒……次皆情感抑郁,若人情感抑郁,怀抱不舒,意兴不畅,则生机遏绝,而精神气血亦无不受伤,所以营卫不调,三焦不利,而诸病是焉。"以上均说明长期的紧张思维活动、持续消极的情绪以及猛烈爆发的强烈情感,可使气滞,气机紊乱,升降失常,而产生疾病。

(3)伤及阴阳气血为病

《黄帝内经》云:"喜怒伤气""暴怒伤阴(血)。"气属阳,血属阴,故暴怒可伤及阴阳,又"嗜欲无穷,而忧患不止,精气坏,荣泣卫除,故神去也",亦说明暴怒及长期忧患、嗜欲无穷均可伤及阴阳气血,而产生疾病。总之,"忧、思、怒"等七情病因导致疾病属内伤致病,可伤及脏腑气机,使阴阳气血失调而变生疾病。

3."忧、思、怒"导致中年妇女月经异常的机制

(1)中年妇女生理病与"忧、思、怒"的关系

中年妇女是指青春期后,尤其是生育期后的妇女,而妇女在生理上具有"经、孕、产、育"的特点,病理上具有"经带胎产"特点,而血为其物质基础,气为血之帅,血的生成运行离不开气的推动。妇女常处于血不足而气有余的状态,而中年妇女大多经过"经、孕、产、育"而致气血败伤,正如《灵枢·五味篇》云:"妇人之生,有余气不足于血,以其数脱血也。"且《河间六书》曰:"妇人童幼天癸未引之间,皆属少阴,天癸既引,皆属厥阴论之,天癸既绝,乃属太阴经也。"精辟的说明从青春期、成熟期到更年期分别属于肾、肝、脾所主,而到了青春期,尤其是在生育期,更反映出女子的生理、病理机制均与肝的功能有密切关系,所以后代医家把"肝"提高到了"先天"的位置,故曰:"女子以肝为先天。"而且中年时期是体质从强健到衰退的阶段,此间由于人事环境复杂,情感易于波动,每破坏气血冲和之象。故中年妇女最易产生情绪方面的疾病,与肝的关系密切,故肝的功能正常

与否,直接影响妇女疾病的发生。

"肝藏血,主疏泄,体阴而用阳。"体阴者,肝为藏血之脏,血属阴,故其体为阴;用阳者,肝主疏泄,容易动风化火,偏热偏阳,故其用为阳的功能,主要表现为调节全身气血流通。情绪变动、神经活动、脾胃运化吸收、女子冲任脉协调、血海盈虚及月经潮落,均与肝的关系密切。冲脉隶属于肝,冲脉之气,盛而流通,则赖于肝之疏泄。只有肝气疏泄有序,才能血脉流通。故肝经有病往往损伤冲脉而影响血海的亏盈。而中年妇女由于工作家庭及社会环境的影响,因工作不遂、家务繁忙、子女升学及就业问题、夫妻关系不和等,经常产生忧愁、思虑、郁怒的情绪,久而久之导致疾病发生,故《医宗金鉴》曰:"妇人从人不专主,病多忧忿郁伤情,血之行止与顺逆,皆由一气率而行。"因此从中年妇女的生理病理特点以及所处环境来看,此期妇女所患病以情感所伤为重,而其中"忧、思、怒"为其病理基础。

(2)"忧、思、怒"致月经病的机制

妇女特有的生理现象是脏腑经络气血作用于子宫的生理现象,月经病是以周期、经期、颜色、经质的异常,或伴随月经周期出现的症状为特征的疾病,产生月经病的病因不外乎外感六淫,内伤七情。而七情中以"忧、思、怒"为主,尤以怒居多。《妇科经纪》云:"妇人以血为海……每多忧思怒,郁气居多……忧思过度则气结,气结则血亦结;愤怒过度则气逆,气逆则血亦逆,气逆,气结于脏腑经络,而经于是乎不调矣。"均说明由于长期忧愁、思虑、郁怒而导致"郁闷"引起中年妇女多种月经病的发生,故"忧、思、怒"是导致中年妇女月经病的基础。

(3)"忧、思、怒"带来的月经病

"忧、思、怒"等情绪导致疾病的发生,会伤及相应的脏腑,且大均会导致肝郁,由于肝郁可影响他脏,故中年妇女月经病的产生主要以肝郁为主。朱丹溪云:"气血冲和,万病不生,一有怫郁,诸病生焉。"戴元礼曰:"郁者结聚而不得发越也。当升不升,当降不降,当变化不得变化,此为传化失常,六腑之病见矣。"《金匮钩玄》云"肝之志为怒",若忧思怒情志损伤肝气,不得疏泄,称为"肝郁",而肝郁以气郁为先导。气机郁结,经血运行不畅或经脉得不到温煦,致使经期延后或错乱,或开或闭或经漏,经色暗而有块。伴随月经周期出现经前乳胀、胸闷、腹胀、脉弦,气郁则血滞,经水不能按时而下,或行而不畅,闭经,经黑有块,口干少饮,气滞血瘀久而化火,称为郁火或郁热,热伏冲任;肝气横逆,或土虚木肝,出现月经不调、经闭,崩漏伴经行泻泄,经前乳胀、呕吐、纳呆,脉弦,口苦腻味等。

综上所述,月经不调(指先期、后期、先后无定期、过多、过少)包括经闭、崩漏、经前后诸证(乳痛、腹泻、头痛、关节痛、失眠、呕吐、倒经等)绝经前后诸证等等。皆会由于长期忧愁、思虑、郁怒、暴怒等引起,出现的病理变化有气机郁结,气滞血瘀,郁火内炽,营阴暗耗,肝肾阴亏及肝木横逆脾土,皆因"忧、思、怒"所致。

4. 治疗"忧、思、怒"所致中年妇女月经病的疗法

"忧、思、怒"所致中年妇女月经病,属于"身心俱病",故在治疗上有其治疗特点,即心身疗法与疏肝理气同用。

(1)心理疗法

医学心理学是把心理学运用于医学,使两者有机结合的一门心理治疗的临床学科。从《黄帝内经》开始,各世专家和现代医学者的临床经验证明,心理疗法的效果和意义是不可置疑的,有人甚至将心理疗法提为当代四大疗法之一。如《素问·汤液醪醴论》曰:"精神不进,志气不治,故病不可愈。"意思就是说,一个中医师治病,只考虑生理与病理的变化,不考虑精神的心理的变异,不从心理上精神上配合进行治疗,疾病是很难被治愈的。《理论骈文》一书指出:"情欲之惑,非药能愈;七情之病,当以精治。"此后历代名医一再提倡"善医者,必先调其心,而后治其身",这都说明中医学理论一贯注重心理因素在治疗中的能动作用。"心病须用心药医",这是中医治疗的又一个鲜明的特点。

1)综合治疗。首治"神"。《素问·宝命全形论》曰:"一曰治神,二曰知养子,三曰知毒药为真,四曰制砭石大小,五曰知脏腑血气之诊,五法俱立,各有所先。"这里具体指示了预防治疗的五大措施,把精神治疗即心理治疗放在首位,临床医生不可忽视这一点。

2)舒心静志安神法。《素问·上古天真论》曰"精神内守,病安从来",是中医学养生保健防疾病的一种心理疗法。

3)鼓励安慰开导法。《灵枢·师传》曰"人之情莫不恶死而乐生,恶有不听者乎",说明医务人员的语言对患者的影响之大是不言而喻的。

4)因人制宜服药法。有些患者在接受治疗中,喜补益药,轻价廉药、重昂贵药等偏见,医生在治疗时必须对某些用药有偏见的患者,采用因人制宜、变依服药的心理治疗。

5)五行情感相胜法。《素问·阴阳应象大论》曰"人有五脏化五气,以生喜、怒、悲、思、恐……""怒伤肝,悲胜怒,忧伤肺,喜胜忧……思伤脾,怒胜思",这就是中医学心理疗法中最有特点而又为后世医家予为运用的五形情态相胜法。

6）暗示法。是在取得患者信任的前提下，医生不依靠正面的开导，而是用自己的语言、手势、表情或其暗号，让患者相信并接受自己的观点、意见、信念的一种心理治疗方法。

例：邹某，女，已婚，35岁，教师，于1988年10月初诊。主诉：月经量少3个月。现病史：平素月经周期、经期正常，量中等，色红，偶有血块，经期伴轻微小腹不适，近3个月来由于学生期末考试，加之丈夫考取研究生就读于长沙，后又因同事之间口角刺激，而致月经提前1周，量少，每次用卫生巾3～4片，色淡红或紫暗，有血块，伴腹痛拒按，时有血块，表情痴呆，纳差，睡眠少，大便稀，小便少，舌质暗淡，苔少，脉弦细。妇科检查：外阴阴道宫颈光滑，子宫前位，大小活动正常，双侧附件（－）。诊断：月经量少（肝郁气滞），系忧虑伤脾而气结。药虽能治，但得喜可解，用五行情感相胜法，会其丈夫返家谈心，得喜病大减，第二月，月经正常。

（2）中医中药疗法疏通肝气

中年妇女月经病产生，主要由于"忧、思、怒"而致肝郁。《素问·六正纪大论》曰："木郁达之。"木郁为肝病，肝木抑不伸，气血畅流受阻，治疗当疏气血、调肝木。《金匮要略·妇人杂病篇》论述月经失调的条文有八，其中因肝气郁结，及血瘀所致者有四，这足以成为解释月经失调的机制首创，所立当归四逆散为后世妇科调经详方之鼻祖。名家在《黄帝内经》《金匮要略》理论指导下，针对妇女生殖病理特点，妇女以血为用，以肝为先天，凡因肝气郁结所致的妇科病变，均以调节肝木、疏其气血为原则，这一理论在月经病治疗中尤为突出。在治疗因情感引起的月经病时，主要以疏肝理气法为主，张良英老师认为疏肝理气药物多芳香辛燥，易耗气耗血，灼伤阴液。故疏肝太过之品应慎用，王孟英在《女科辑要·月经不调》中说："气为血帅，调经必先理气，对气不可徒以急躁，盖郁怒为情感之火，则营阴暗耗矣。"在临床上张良英老师对于郁火灼阴、肝肾阴虚患者用一贯煎合逍遥散加味，在疏肝中既疏气而又不燥。滋补肝肾时应避免滋补壅遏留邪的弊病。

例：王某，女，45岁，干部，已婚。1989年1月初诊。患者孀居二载，情怀抑郁，相继子伤。渐至月经先后不定，闭经、量少、色淡暗，初不以为意，适经期超前，腹痛拒按，面色苍白，呕吐、不能站立，服西药无效，伴胸闷、口干口苦、经色红，舌红、苔少，脉弦。此乃肝气长期郁结而致气血运行不畅，不通则闷，肝气克脾土，脾失健运，生化无源，脾不统血，故见月经先期，量少，色淡。长期抑郁，郁而化热，迫血外行，故月经先期，诊为月经不调、闭经（肝气郁结火热，肝气犯脾胃）。

治疗:以疏肝调郁、调畅气机为主,佐以清热,并配合心理疗法。方用牡丹皮10g,栀子8g,柴胡15g,白芍12g,当归10g,川芎10g,赤芍10g,延胡索10g,桃仁6g,红花6g,台乌10g,沙参10g,川楝子10g,麦冬15g,甘草10g,法半夏12g。服药2剂,腹胀基本消失,嘱患者每次经前1周服药,连续治疗4个月后,月经正常。

综上所述,"七情"理论是中医学理论体系中的重要组成部分,是在"整体观察"思想指导下,对长期临床实践经验的总结,七情学说是研究心理致病因素和心理疾病的一种学说,而"忧、思、怒"均属七情,其致病有特殊性,直接伤及脏腑、气机,使气血失调,升降失常。而月经病的发生主要是因脏腑经络气血失常而致,中年妇女的病理特征决定所产生之病与情感所伤有关系,由于"忧、思、怒"而致肝郁,进而致使脏腑、经络冲任气血失调,故产生多种月经病。肝郁是一系列病理机制的总称,在治疗因"忧、思、怒"等情感所伤的中年妇女月经病时有其特点:以心理疗法和疏肝理气为主,使中医心理疗法贯穿在疾病治疗的始终,而中医心理疗法不仅限于对月经病的治疗,其他因情感所伤之病皆适用。

尽管中医心理学说的形成和发展经历了漫长的历史,积累了丰富的文献资料和宝贵经验,但是还停留在临床实践阶段,而没有上升到理性的高度。诸如形疾、心疾与"七情"变化之间的总量关系有哪些? 作为心理诊疗的必要参考,常规心理指标有哪些? 在心理病理情况下患者的呼吸、心跳、体温、气血变化等的指数是多少等都有待于继续探索。

从《黄帝内经》肾气天癸太冲脉理论谈
月经产生的机制

《素问·上古天真论》言:"女子七岁肾气盛,齿更发长,二七而天癸至,任脉通,太冲脉盛,月事以时下,故有子。"这是对月经产生机制的最早论述,勾画出月经产生机制的基本内容。后世医家以《黄帝内经》所言为基点,对肾气天癸冲任在月经产生机制中各自所起的作用多有阐述,但鲜有人对肾气天癸冲任在月经产生机制中的相互作用和影响做完整的阐述。月经产生的机制是中医妇科的重要问题,甚对理解月经病的发病机制及指导临床治疗有重要意义,值得深入探讨。

1. 肾的气化作用与月经生理

肾气盛、天癸至、冲任通盛是月经生成的三要素,肾气盛又是天癸至、冲任通盛的先决条件,可见肾气在月经生理中的重要作用。月经由血化生,张景岳说:"经血者,血之余也。"体内各种物质间的转化全赖气化功能,血转化为月经是气化作用的结果。肾为人体气化功能的源泉和动力,化生月经的气化过程与肾的关系最为密切。肾气是肾的气化功能的动力。肾气在人的生命过程中始微渐盛,天癸是人体发育到一定阶段(青春期)具有化生月经功能的肾气。

2. 天癸的实质及在月经的化生——肾的气化中的作用

"天癸至"有两层含义,一指天癸由微至盛,二指天癸至于胞中。此两层含义相互关联,相互依存。天癸盛强才能至于胞中,天癸至于胞中才能发挥其生理作用。天癸的实质是由古至今争论不休的问题。明代马莳认为"天癸"当指"元阴":"天癸者,阴精也,盖肾属水,癸亦属水,由先天之气蓄积而生,故谓阴精为天癸也。"张景岳认为"天癸"是元气:"天癸者言天一之阴气耳,气化为水,因名天癸,其在人身,是为元阴,亦名元气"。《医宗金鉴》认为"天癸"指肾间动气,即"先天天癸谓肾间动气"。前人对天癸虽看法不一,但其实质是相同的。元阴是元气的物质基础,元气是元阴的功能表现,两者一体,不可分割。元气寄于命门,命门位于两肾之间,故元气又称肾间动气。前贤均认为天癸是命门元气——肾间动气。天癸与命门元气实属一物,所不同的是命门元气的概念比天癸更广泛。天癸仅是命门元气的一部分,这部分命门元气达于胞宫,为月经和生殖发育发挥作用。《难经》论命门功能时说:"男子以藏精,女子以系胞。"张景岳依据此论认为月经赖命门元气而生。傅青主言:"经水出诸肾。"天癸至于胞中以足少阴肾经为通道。如唐容川所言:"天一阳气所化癸水,即从肾脉达于胞宫。"肾在月经生成中的气化作用,部分的使天癸的功能得以实现,天癸与胞中阴血化合而生成月经。如唐容川在《医经精义》所言:"阴血循冲任,下入胞中,与癸水会合,则为经血。"

3. 肾气天癸对太冲脉的影响及太冲脉在月经生成中的作用

冲脉起于胞中,内行于脊柱,上行于足阳明胃经,下并于足少阴肾经,且为五脏六腑之海，"渗诸络而温肌肉"。冲为血海，冲脉血盛，注于胞中，而化生月经。"太冲脉盛，月事以时下"，太冲脉是冲脉的下行支，并于足少阴肾经。如王冰谓："冲脉与肾经合而盛大，谓之太冲。"冲脉与肾经相合而致盛大，源于肾气天癸的作用。由于天癸至于胞中，冲脉起于胞中，天癸肾气入于冲脉而成冲脉之气，下循足少阴肾经而行。在同一条经脉中，足少阴肾经经气由下而上行，冲脉之气由上而下行。这种相反循行是冲脉气血渗诸络、温肌肉的根本原因。故在生命过程中，天癸至，不仅使月经来潮，且促进肌肉强壮，关节滑利；月经失调的患者，有时可见足冷、腘窝热，或足踝肿胀的症状。当七七天癸竭，地道不通时，不仅断经不能受孕，亦可见肌肉萎软，关节僵硬，甚至关节肿痛。太冲脉营运冲脉血气，因其并于足少阴肾经，而足少阴肾经不仅在体表与足厥阴肝、足太阴脾经交于三阴交，"且上贯肝""入肺中""络心"，使冲脉血通过冲脉内养五脏六腑。月经的化生，即通过气的升降出入运动使血转化为月经，肾气天癸以冲脉为通路，使血气转相灌溉十二经，气血平和，则下注胞中而化生月经。《济生方》说："血海温和，归于有用，内养百脉，外为月事。"经脉循环，气血贯通。月经方可按期而至，如在《妇人良方》中，陈自明谓："妇人脏腑调和，经脉循环，则月事以时下。"五脏六腑失和亦多通过冲脉影响胞宫月经化生。

4. 其他脏腑对肾的影响及肾的气化作用在月经生理中的表现形式

《素问》言："肾主水，受五脏六腑之精而藏之，故五脏盛，乃能泻。""肾主水"之意不仅指调节水液平衡，也包含调节经水。《素问》所言"藏"与"泻"是维持月经周期的两种表现形式。月经一月一行，经后期肾"藏"五脏六腑之精血，蓄积于肾，充养肾的元阴、元阳及天癸，天癸肾气通过冲脉进入经脉循环，沟通五脏六腑，使气血贯通。月经期表现为肾司渗泻，肾泻则蓄溢之精血流入胞宫，化为月经而排下。肾以藏泻交替变更完成在月经生理中的气化过程。肾的气化过程有赖于心肝脾诸脏的协调。心与胞宫以胞脉相连，心气潜降，肾气上升，心肾相交，则月经正常，心气降至胞宫有助于肾司施泻。心气不降，肾失降泻，则月经量少，导致错后及闭经。心火亢盛，火扰胞宫，肾泻过度，则月经频发，量多甚至崩漏。肝的疏泄可济肾之闭藏，肝气疏泄条达，可助肾气升腾。若肝失调达，则肾失辅佐，如张锡纯所言："肝气不升，则先天之气化不能由肝上达。"肝主相火，胆寄相火，肝气疏泄正常，则相火不郁，经络气血畅通条达。肝气下至胞宫，可协助"泻"。故有"肝为肾行气"之说。若暴怒伤肝，相火妄行，损伤胞络，则肾气升降紊乱，月经紊乱。失于闭藏，病发崩漏；失于施泻，病发闭经。脾主升清，胃司降浊,是全身气机升降的枢纽。气机条达,则肾气升降有度,藏泻有节。若脾虚及肾,或脾虚湿阻气机,则肾气升降失调,而发月经失调。

5. 月经生理对妇科临床的指导意义

1)调气法在妇科临床有广泛的应用。"调经养血莫先于调气",由于冲任二脉的通盛在很大程度上取决于气血是否调畅,所以气血失调,特别是气机紊乱,是经、带、胎、产诸病发生的重要原因。哈荔田教授善用香附、川芎。他说香附是"气中之血药",川芎是"血中之气药",恰当配伍可广泛应用于寒热虚实多种妇科病。在针灸治疗中,太冲穴常被用于妇科病,太,大也;冲,通道也。太冲穴是元气所居之处,具有调节冲气的作用。

2)冲气虚损所致妇科病要补肾益冲任。冲任二脉损伤是导致妇科疾病最重要的发病机制,妇科虚证多有冲气虚损的病理变化。冲气虚损不能推动气血外达肌肤、内养五脏六腑下注胞宫,则可出现月经失调、不孕带下诸疾,并伴有肌肉萎、皮肤干、指甲脆、健忘失眠、神疲乏力等虚损症状。由于肾气天癸与冲气在生理上的密切关系,补肾气是益冲气最重要的途径。临床常用的补肾气、滋肾阴、温肾阳的中药,主要有菟丝子、淫羊藿、仙茅、巴戟天、杜仲、鹿角胶、肉苁蓉、枸杞子、何首乌、当归、芍药、熟地黄、龟板、桑寄生、续断、覆盆子等,是临床治疗妇科虚证最常用的中药。在针灸治疗中治疗妇科虚证时,笔者常用肾俞、关元、气海穴、太溪、三阴交相配,取其补肾气而益冲气之效。

3)冲气逆乱所致妇科病要调肝畅冲气。冲气逆乱是导致多种妇科实证的病机。冲气逆乱则气机升降紊乱,而致气血失调,常导致妇科痛证、月经失调、精神症状、癥瘕、上热下寒证、奔豚证等。针对不同的冲气逆乱的表现形式,肝主气机条达、调肝治疗冲气逆乱非常重要。临床选用中药可行气疏肝、降逆平肝、镇肝潜阳、清肝祛火、和解少阳、调和肝脾等,治疗多种不同的冲气逆乱。笔者在临床见不孕患者症见足冷、心烦心悸、焦虑不安,属上热下寒、肾虚肝郁,针灸治疗宜疏肝补肾调冲,上取中脘、中都,下取太冲、三阴交,中用关元、气穴。在临床治疗中效果显著。

免疫性不孕与五脏免疫功能失调浅析

1.免疫的概念

中医"免疫"一词首见于 19 世纪的《免疫类方》,"疫"即疫疠之鬼,民皆疾也。对传染病的描述,在两千多年前的《黄帝内经》中已有论述:"五疫之至,皆相染易,无问大小,症状相似。"中医学有关免疫的思想与传染病的发生、发展有密切关系。中医学认为,相当于人体正常功能的正气是针对导致疾病的邪气而言的。正气存内,邪不可干。正气是指对疾病的抵抗能力,也即机体的免疫防御功能。真气同于正气,是人体抗病物质和抗病能力的综合体现。元气是正气的一部分,因其藏于肾,又称为肾气。卫气也是正气的一部分,具有熏肤、充身、泽毛等作用。邪气是一切致病因素的总称。

2.五脏免疫的理论

1)肾与免疫。肾主生殖,胞脉系于肾。现代研究认为,肾主藏精,肾精化肾气,肾气促进人体的生长发育生殖,其盛衰具有明显的年龄特征,与年龄及人体正气呈正相关,此与中枢免疫器官胸腺的功能相似;肾中所藏的先天之气,禀受于父母,是胚胎发育的原始物质,具有遗传特性,决定着人体先天禀赋的强弱,即抗病能力的强弱。而现代医学的天然免疫功能对病原体的抵抗力,也是在种系发育和进化中形成的与生俱来的免疫能力;肾藏精,精化髓,髓充养于骨,而人类的免疫细胞均来源于骨髓的造血干细胞,说明肾与免疫细胞的生成有着密切关系。

2)肺与免疫。卫气源于水谷之精气,其行于脉外,散行全身,具有温养脏腑肌表皮毛、调节汗孔开合、卫护肌表、抵御外邪的作用,是人体内具有抗御外邪、护卫机体功能的精微物质。卫气的这种功能相当于现代免疫学所说的抗感染免疫功能,卫气作为一种精微物质就是人体内的免疫细胞。

3)脾与免疫。脾为后天之本,主运化,升清统血,是气血生化之源。脾所运化的水谷之精气,是正气之源,是营、卫、气、血、精、津液及脏腑经络功能活动的物质基础。人体正气的强弱,虽在一定程度上取决于先天,但后天水谷之精的充养是生命活动的重要保证,是人体正气之源。所以,脾气的强弱,决定着人体正气的盛衰和抗御疾病的能力。

4）肝与免疫。中医学认为肝在五行中属木，本性升发而喜条达，肝的生理特点为主升、主动、主散。《素问·灵兰秘典论》称肝为"将军之官"，意在说明人体五脏中的地位与职责具有疏泄升发、抗邪解毒、保护机体免受邪气侵害、促进内外环境稳定和功能协调统一的作用。肝的防病抗病作用通过肝主疏泄表现出来。

5）心与免疫。现代研究认为中医心的功能，不仅包括解剖学的心，还包括现代医学脑的部分功能，涉及神经系统、心血管系统、内分泌系统的功能。心与脑是通过经络相联系的。而现代医学研究表明，脑不仅是自主神经系统和内分泌系统的高级调节中枢，也是精神情志活动和体内免疫调控中心，是神经内分泌免疫网络的重要环节。

3. 中医五脏免疫与不孕不育

免疫性不孕不育与先天禀赋不足、外感六淫之邪、营卫气血失调、脏腑功能紊乱、湿热瘀血内生等因素相关。肾为先天之本，肾藏精，主生殖，胞络系于肾，肾有阴阳二气，为水火之宅，五脏之阴液非此不能生，五脏之阳气非此不能发。肾主纳气，气根于肾而归于肺，故有助于肺之吸气和肃降，肾虚则肺也虚。肾为先天之本，脾为后天之本，脾之健运，有赖于肾阳之温煦；肝肾同居下焦，肝木需赖肾水的濡养，肾精充养，则肝也得到滋养。当肝木失常时，会影响心肾的交合，因为肝郁气滞，上不能济心火，下不能引肾水。从临床观察可以看到，本病既与以肾为主的脏腑整体的阴阳气血失调有关，又与局部的郁火、湿热、血瘀有关。整体的阴阳气血失调、阴阳气血不足则人体免疫物质基础薄弱、功能低下、抵抗力不强。外邪入侵胞宫胞络，伏于血分，使冲任、胞宫损伤，邪毒或湿热与血相搏击，扰乱冲任、气血，影响精卵结合，而致不孕；或者深入子宫胞络，精卵结合后，将影响胚胎发育。免疫性不孕不育疾病的发生取决于正气的盛衰，正气的强弱是疾病发生与否的决定性因素。

（1）免疫功能低下与不孕不育

临床多见封闭抗体和抗独特性抗体缺乏导致的母胎免疫识别低下型反复自然流产。

1）以治疗肾气虚为本。肾中精气是机体生命活动之本，以肾中精气为物质基础的肾阴、肾阳是各脏阴阳之本，肾之阴阳作用相反，互相制约，对人体的代谢和功能起着调节作用。实验研究证实，调肾中药可通过改善神经、内分泌、免疫网络从而对各系统疾病发挥治疗作用,而对本病则体现在对下丘脑、垂体、卵巢、子宫性腺轴功能的调节作用。故肾者,封藏之本。子宫者,系于肾。肾虚不能司封藏之职,且不能助子宫之藏,故屡孕屡堕,屡堕则肾愈虚,愈虚则愈不能系胎,所以滑胎矣。正如《医学衷中参西录》所述:"男女生育,皆赖肾之作强,肾旺自然荫胎也。"因此,补养肾气是固摄胎元的主要方法。现代药理研究证实,补肾益气中药有调节免疫和内分泌作用,通过母胎免疫调节使封闭抗体明显增加,促使母体对胚胎免疫保护作用得到加强。

2) 以治疗肺脾心气虚为辅。肺主卫,肺气不足,卫外不固,外邪入侵,扰动胎元,甚则堕胎;脾为后天之本,肾精、肾气必赖后天水谷之气以充养,胎儿之成长也有赖于后天水谷之精。脾气不足,气血乏源,气不摄血,血不养胎,胎元不固,而致堕胎。故补益脾气不仅保胎成功率高,而且也有利于胎儿生长发育;《傅青主女科》提到"胞脉者上系于心,胞脉者系于肾",可见,子宫的藏泻是建立在心肾交济的基础上的。所以子宫摄纳胎元及胚胎的生长发育与心神的宁静密切相关。宁心安神,调节情志,使心肾交济以固摄胎元。

(2) 免疫功能亢进与不孕不育

临床多见血型抗体、抗心磷脂抗体、抗子宫内膜抗体、抗精子抗体等导致的不孕及母胎免疫识别亢进型反复自然流产。

1) 以治疗阴虚火旺为本。妇人阳常有余,阴常不足,阴虚者与肝肾有关,肾阴亏虚,水不涵木,肝木失于滋养,肝火内动,火旺更易阴虚。因肝为刚脏,体阴而用阳,内寄相火,属于风脏,最易活动,最易变化,且肝脏有解毒和消散异常物质、转换阴阳的作用。所谓厥阴者两阴交尽,阴尽阳生,是阴中之阳脏,气火风阳,最易扰乱阴阳的相对平衡。故在免疫亢进病变或对毒性或异常物质的分解中,肝脏的作用十分重要。临床观察到,阴虚火旺者,大多有肝火在内,肝火旺者,又易化风,风火入于血分,将引起血分风热的过敏症状,由于火旺,免疫呈亢进症状,前人曾有"火热烁精"之说。阴虚则冲任亏虚,胞脉失养;火旺则血海蕴热,冲任不得相资,精卵不得结合,自然不得成孕。热扰胞宫,胎动不安,甚则堕胎。火旺则亢进,但本质上是阴虚。临床研究证明,滋肾养肝之剂能够调节机体免疫功能,减少自身免疫,消除自身抗体的产生;能提高 E_2、P 水平,调整机体内分泌环境,从而增强抵御免疫反应的能力。

2) 以治疗湿热血瘀为标。素体情志抑郁,气机不畅,肝气犯脾,脾失健运,水湿内生,又肝郁日久化热,肝热脾湿结合,湿热蕴蒸伤及任脉,任脉失固;或由摄生不慎,湿热之邪趁虚而入胞中,湿热黏滞、阻滞气机,气滞血瘀、瘀阻脉络、气血运行失畅,冲任失于荣养,胎元难以固摄而致堕胎;或瘀血湿热内阻,脉络不通,冲任不得相资,难于摄精成孕;或瘀血湿热内阻,脉络不畅,精不循常道,并乘虚而入,变为精邪,与血津搏结,使冲任、胞宫气机失调,失纳精之力,使精子活力下降,甚至凝集难动,无力与女卵结合成孕或孕而常堕。而精子作为抗原进入女性血液后,犹如邪毒内侵,又形成湿热阻滞的病理。湿热瘀血既是病因,又是病变过程。清热活血,化瘀通络,抑制抗体产生,以改善微循环。甲皱和球结膜微循环观察发现,在瘀血的微血管中,血细胞流动速度明显减慢,严重时有停滞现象,微血管末端有扩张形成血液积聚。实验证明,清热解毒药物对免疫性免疫球蛋白(IgG)抗体有抑制作用,对免疫性抗体生成细胞也有抑制作用。活血化瘀药物能纠正 T 细胞亚群分布紊乱,提高巨噬细胞吞噬坏死组织和异物的能力,恢复稳定状态,抑制过多抗体产生,调整异常的免疫功能;有改善子宫及胎盘微循环的功能,促进胎盘后或底蜕膜下血肿的吸收,减轻胎盘病变程度,从而有助于改善胎盘功能,保证胎儿在子宫内正常生长发育。

读《黄帝内经》谈不孕症的诊疗思路

《黄帝内经》是中国现存最早的一部医学经典著作,它以四时五脏、阴阳整体观为基础,阐述了天人关系,探讨了人体的生理、病理、诊断、治疗和养生等问题。该书的成编,标志着中医学理论的建立,对中医学的发展起着重要的作用。两千多年来,历代医家正是在《黄帝内经》的理论、原则、技术及方法论的基础上,通过不断的探索实践和创新,使中医学术得到持续的发展。《黄帝内经》中对天人相应、阴阳消长、五行生克制化、五运六气等理论涉及妇女月经、带下、孕育及妇科杂病,尤其对不孕症的病因病机及诊断治疗调护、优生优育等各个方面做了详细的论述,对中医妇科学的产生和发展有着重大的影响,具有重要的理论和临床指导意义。

不孕症病名首见《素问·骨空论》"女子不孕",历代医家极为重视,在后世诸多医籍中常列"子嗣""求子""种子"等专篇进行讨论,在《黄帝内经》基础上又有诸多发挥。

1. 孕育生理

（1）孕育的基础

《黄帝内经》中指出，孕育的基础是父精母血，阴阳两性结合，父母的精血交结相合构成胎孕是有一定条件的。不孕症的病因病机在于外部环境影响和体内环境的失调。治疗女性不孕症应该从生殖之精生成障碍和两精不能相搏两方面辨证论治。

《灵枢·天年》曰："愿闻人之始生，何气筑为基，何立而为楯……岐伯曰：以母为基，以父为楯。"说明人体胚胎的形成有赖于父精母血、阴阳两性结合而成。阴血为基础，阳气为外卫，阴阳互用，从而促成胚胎的生长发育。因而《灵枢·经脉》说："人始生，先成精，精成而脑髓生，骨为干，脉为营，筋为刚，肉为墙，皮肤坚而毛发长。"指出了男精女血对于孕育胎儿的重要性。《灵枢·本神》也说："故生之来谓之精，两精相搏谓之神。"两精者，阴阳之精也。搏者，交结也。凡万物生长之道，莫不阴阳交而后神明见。故人之生也，必合阴阳之气，构父母之精，两精相搏，形神乃成。所谓天地合气，命之曰人也。这里所谓的"精"和"神"，泛指构成人体和维持生命活动的基本物质，也指生殖之精，即先天之精。

（2）孕育的条件

父母的精血并不是随意结合就能孕育出胎儿的，交结相合构成胎孕是有一定条件的，其需要男女脏腑功能正常，以及肾气的充实、天癸的形成、冲任的通盛、月经的正常来潮等。正如《素问·上古天真论》说："女子七岁，肾气盛，齿更发长；二七而天癸至，任脉通，太冲脉盛，月事以时下，故有子……七七，任脉虚，太冲脉衰少，天癸竭，地道不通，故形坏而无子也。丈夫八岁，肾气实，发长齿更；二八，肾气盛，天癸至，精气溢泻，阴阳和，故能有子……八八，天癸竭，精少，肾脏衰……今五脏皆衰，筋骨解堕，天癸尽矣，故发鬓白，身体重，行步不正，而无子耳。"即男女双方必须到达一定的年龄，才有结合孕育的条件。因此，褚澄说："合男女必当其年，男虽十六而精通，必三十而娶，女虽十四而天癸至，必二十而嫁。皆欲阴阳完实，然后交而孕，孕而育，育而为子，坚壮强寿。"如果年龄不及，肾气未盛，天癸未至，或超过了一定的年龄，肾气衰惫，天癸耗竭，精血亏虚，则虽交合而不能成孕，虽孕而不能育，虽育亦多不寿。所以《素问·上古天真论》说："男不过尽八八，女不过尽七七，而天地之精气皆竭矣。"

2. 不孕症的病因病机

（1）外部环境影响

大自然给予了人们得以生存的条件，人们生活在自然界之中，自然界的变化也必然会影响到人，对于孕育也是如此。如《灵枢·邪客》曰："地有四时不生草，人有无子。此人与天地相应者也。"《素问·五常政大论》曰："岁有胎孕不育，治之不全，何气使然？岐伯曰：六气五类，有相胜制也。同者盛之，异者衰之，此天地之道，生化之常也。"其指出了自然环境与五运六气对于孕育的影响。

（2）体内环境失调

胎孕是在胞宫中形成的，人体五脏六腑通过经脉的联络作用都与胞宫有着密切的联系。如果脏腑功能正常，气血旺盛，则胎孕能成。若脏腑功能失常，精血化生之源耗竭，必然会影响到胎孕的形成。其中肾主藏精，为生殖之本，肾气虚衰是导致不孕的重要原因之一。人体经络系统，特别是奇经八脉中之冲脉、任脉、督脉与胞宫有着直接的联系，如《灵枢·五音五味》曰："冲脉、任脉，皆起于胞中，上循背里，为经络之海。"《素问·骨空论》曰："督脉者，起于少腹以下骨中央，女子入系廷孔，其孔，溺孔之端也，其络循阴器……督脉为病……其女子不孕……"可见，督脉、任脉、冲脉的经气虚衰，亦是导致不孕的重要原因。

（3）病因病机

1）肾虚。"女子七岁，肾气盛，齿更发长。二七而天癸至，任脉通，太冲脉盛，月事以时下，故有子。年已老而有子者，肾气有余也。"《黄帝内经》在强调肾气是有子之本的同时，也非常重视其他脏腑、经脉与经、孕的密切关系。故同时指出："七七，任脉虚，太冲脉衰少，天癸竭，地道不通，故形坏而无子也。"《黄帝内经》一方面强调肾气盛是胎孕的根本，另一方面又指出肾之所以能起到这样的作用，主要是依赖"受五脏六腑之精而藏之"的作用，因而"五脏盛，乃能泻"，保持开合藏泄，促进人体的正常生长发育，如果"五脏皆衰，筋骨解堕，天癸尽矣……而无子耳。"

2）肝气郁结。"百病皆生于气也，怒则气上……惊则气乱，劳则气耗，思则气结"（《素问·举痛》）；"喜怒不节则伤脏，脏伤则病起于阴也"（《灵枢·百病始生》）；"人忧愁思虑即伤心"（《素问·本病论》）；"愁忧者，气闭塞而不行"（《灵枢·本神》）；肝气郁结，肝的疏泄功能失常，就会导致经闭不行，"二阳之病发心脾，有不得隐曲，女子不月"（《素问·阴阳别论》）；"怒，气逆上而不下，即伤肝也"（《素问·本病论》），肝失疏泄，脾不健运，心气不得下通胞宫，子病及母，肾的开合失常,故导致"女子不月"而不孕。

3)瘀滞胞宫。《黄帝内经》中虽无"瘀血"一词,但有"恶血"的说法。"石瘕生于胞中,寒气客于子门,子门闭塞,气不得通,恶血当泻不泻,日以益大,状如怀子,月事不以时下"(《灵枢·水胀》)。总之,寒、热、虚、实、外伤等均可导致瘀滞冲任、胞宫、胞脉而不孕。

4)痰湿内阻。痰湿理论源于《黄帝内经》,可《黄帝内经》中并无"痰"字,只有"水饮""积饮"的记载。但从《黄帝内经》所载的半夏秫米汤等看,皆为豁痰开窍之药,由此推知,《黄帝内经》之"积饮""水饮"亦有痰证之意。《黄帝内经》认为,脾肾功能失常是生痰之主因:"饮入于胃,游溢精气,上输于脾。脾气散精,上归于肺,通调水道,下输膀胱,水精四布,五经并行"(《素问·经脉别论》)、"诸湿肿满,皆属于脾"(《素问·至真要大论》)、"肾者主水",痰湿内阻,躯脂满溢,遮隔子宫,不能摄精成孕。总之,直接或间接损伤冲任督带、胞宫、胞脉导致不孕。《黄帝内经》首先提出:"任脉为病……女子带下瘕聚……督脉为病……其女子不孕"(《素问·骨空论》)。

(4)诊断

"肾脉微涩,为不月"(《灵枢·邪气脏腑病形》)。

3. 鉴别诊断

肠覃和石瘕同为寒邪所犯而引起的瘀血停滞病变,两者均有"状如怀子"(《灵枢·水胀》)的症状,但前者"寒气客于肠外"(《灵枢·水胀》),子宫受到的影响不大,故"月事以时下"(《灵枢·水胀》)。而后者是"寒气客于子门"(《灵枢·水胀》),直接危害到子宫,故"月事不以时下"(《灵枢·水胀》),一语道破二者的区别,诚是妙论。

4. 治疗

(1)一般治疗

《黄帝内经》强调要"法于阴阳,和于术数,食欲有节,不妄劳作""虚邪贼风,避之有时,恬淡虚无,真气从之,精神内守""积精全神""春夏养阳,秋冬养阴"等;强调交合有时:"阴阳和,故能有子",反对"以酒为浆,以妄为常,醉以入房"。

(2)辨证论治

1)肾虚证。肾虚兼瘀血可导致闭经:"肾脉……微涩为不月"(《灵枢·邪气脏腑病形》。《黄帝内经》开创"补肾调经种子"之先河,治宜滋肾养血为主,佐以活血通经。"督脉者……此生病……女子不孕"(《素问·骨空论》)。常选张景岳之毓麟珠加减先调经,后种子;督脉主一身之阳脉,为诸阳经之本,所以治疗不孕以温督脉为主,采用暖宫散寒法可取得较好的疗效。方选傅青主温胞饮。

血枯经闭的病因、症状及治法方药:《素问·腹中论》的四乌贼骨一芦茹丸是历史上记载的第一首妇科方剂,《黄帝内经》开创了妇产科补肾活血和饮食调补的先河。治疗血枯经闭性不孕症,原方合五子衍宗丸并四物汤,加强补肾益精、养血活血通经之功。

2)肝气郁结证。情志不畅可影响孕育,治宜"木郁达之"(《素问·六元正纪大论》)。方选傅青主开郁种玉汤。"妇人之生,有余于气,不足于血,以其数脱血也"(《灵枢·五音五味》),揭示了以血为本的生理特点和容易发生"气血失调"的病因病机,启迪人们种子、调经必须照顾精血。同时亦启迪人们在肝郁不孕的治疗过程中,要注意滋养肝之体阴。"肝传脾"理论源于《黄帝内经》,传者"乘之名也"(《素问·玉机真脏论》),张仲景以《黄帝内经》理论为基础提出:"见肝之病,知肝传脾,当先实脾",故对肝郁气滞之不孕要注意补脾药的运用。

3)瘀滞胞宫证。肠覃、石瘕"皆生于女子,可导而下"(《灵枢·水月分》)、"恶血,当泻不泻"(《素问·腹中论》),寒凝血瘀而形成癥瘕者,则用"血实宜决之"(《素问·阴阳应象大论》),冲决开破,包括针刺放血在内的破瘀法,可用血府逐瘀汤随症加减;瘀滞日久,虚实夹杂,"脉泣血虚"《素问·举痛论》;"血气虚,脉不通"(《灵枢·天年》)、"凝血蕴里而不散,津液渗"(《灵枢·百病始生》),所以瘀滞日久之不孕可用补阳还五汤加减。

4)痰湿内阻证。"诸湿肿满,皆属于脾"(《素问·至真要大论》);"肾者主水",痰湿乃本病之标,"知标本者,万举万当,不知标本,是谓妄行"(《素问·标本病传论》)"治病必求于本"(《素问·阴阳应象大论》),脾肾之虚乃病之本,故对痰湿不孕的治疗,不仅要祛痰湿,更要注意补脾肾以治其本。"必伏其所主,而先其所因"(《素问·至真要大论》)、"实则泻之,虚则补之"(《素问·三部九候论》)、"谨察阴阳所在而调之,以平为期"(《素问·至真要大论》),常以傅青主加味补中益气汤酌加补肾之药治之,疗效较好。

(3) 辨病与辨证结合

1)排卵障碍性不孕。无排卵功能性子宫出血,阴虚阳盛导致崩漏:"阴虚阳博,谓之崩"(《素问·阴阳别论》)。无排卵功能性子宫出血属于中医"崩漏"的范畴。对于中医辨证属于肾阴虚者,以傅青主养精种玉汤合二至丸随症加减。

血热可导致血崩:"凡此少阳司天之政……风胜乃摇……候乃大温……其病……血崩胁满"(《素问·六元正纪大论》)、"夫圣人之起度数,必应于天地,故天有宿度,地有经水,人有经脉。天地温和,则经水安静;天寒地冻,则经水凝泣;天暑地热,则经水沸溢,卒风暴起,则经水波涌而陇起。夫邪之入于脉也,寒则血凝泣,暑则气淖泽,虚邪因而入客,亦如经水之得风也"(《素问·离合真邪论》)。对中医辨证属于实热者,以傅青主清经散随症加减;属于虚热者,以傅青主两地汤随症加减。

多囊卵巢综合征:"肾热病者,颐先赤"(《素问·刺热》),肾热较少,亦可见经前风疹块、经前痤疮,或雄激素过多的多囊卵巢综合征患者,有颐赤、较多痤疮、红疹在此部位。对中医辨证属于实热者以傅青主清经散随症加减。

2)免疫性不孕。"邪之所凑,其气必虚"(《素问·评热病论》),其认为免疫性不孕多属正气不足,兼有余邪,乃正虚邪实所致。常以毓麟珠随症加减。

3)输卵管阻塞性不孕。"任脉为病……女子带下瘕聚"(《素问·玉机真脏论》);"脾传之肾,病名曰疝瘕,少腹冤热而痛,出白"(《素问·玉机真脏论》)。关于少腹冤热而痛、出白,除了理解为中医的湿热淋证或狭义带下病之外,在妇科多见于盆腔炎所表现的少腹灼热(热极)而痛,流白带。可参急性、亚急性盆腔炎的湿热与瘀阻等型辨病论治。

5. 转归与预后

《素问·上古天真论》认为"二七而天癸至,任脉通,太冲脉盛"者预后较好;而"七七,任脉虚,太冲脉衰少,天癸竭,地道不通"者疗效较差或"无子"。

6. 预防与调护

(1)治未病

"是故圣人不治已病治未病"(《素问·四气调神论》),《黄帝内经》对"未病先防"尤为重视,其指出未孕之前要注意进行优生优育四项的检查,要择优婚配,择期受孕,注意孕期保健、产前诊断,疗母疾,祛劣胎。

(2)遵循求嗣之道

"夫精者,生之本也"(《素问·金匮真言论》),启迪人们要遵循求嗣之道,重视聚精养血,以达到优生之目的。

(3)调治劳伤痼疾

遵循《黄帝内经》"谨察阴阳所在而调之"的治疗原则,目的在于"以平为期"

（《素问·至真要大论》），"平"乃利于孕育、优生。

（4）舒畅情志

妇女怀孕之后，宜保持身心健康，"人生而有病颠疾者，病名曰何？安所得之？岐伯曰：病名为胎病，此得之在母腹中时，其母有所大惊，气上而不下，精气并居，故令子发为颠疾也"（《素问·奇病论》）。妊娠期母体受到过度的精神刺激，特别是大惊卒恐等，会影响到胎儿的身心健康。这已被中外科学家所证实。

由此观之，在距今两千多年的《黄帝内经》中，蕴藏着中医妇科学治疗不孕症的框架，奠定了深厚的基础理论。《黄帝内经》不仅是中医不孕症专科之源头，对今天治疗不孕症仍有极大的指导意义。临床有许多不孕难题通过反复研读经典，从中受到启迪而得到较理想的解决。读经典、做临床、提疗效是其目的。中医学史上每一次理论上的飞跃和治疗技术的重大提高，都起源于《黄帝内经》理论的启示，闪烁着《黄帝内经》思想的光辉。著名科学家钱学森指出："中医的理论和实践，我们真正理解、总结了以后，要影响整个现代科学技术，要引起科学革命"，发明至理，以遗教后世，其文义高古渊微，上极天文，下穷地纪，中悉人事，大而阴阳变化，小而草木昆虫，音律象数之肇端，脏腑经络之曲折，靡不缕指而辘列焉。大哉！圣哉！垂不朽之仁慈，开生民之寿域，其为德也，与天地同，与日月并，岂止规规治疾方术已哉？

从《黄帝内经》体会肺、脾、肾三脏与免疫的关系

《灵枢·刺节真邪》说："真气者，所受于天，与谷气并而充身者也。"这里的"天"，一指先天之气，一指天之清气，先天所属元气，元气藏于肾，是维持生命活动的原动力，天之清气是靠肺吸入体内而散布全身的。《灵枢·决气》说："中焦受气取汁，变化而赤，是谓血。"这里的"中焦"是指脾胃，说明脾胃是营卫气血生化之源。由此可见，中医与免疫的关系除了卫气的卫外功能外，肺、脾、肾三脏与免疫也有相当密切的关系。在脏腑功能中，中医认为肺、脾、肾三脏最为重要，是正气的主要分司所属。正气与肺脾肾密切相关，而正气又有免疫功能，所以肺、脾、肾三脏与免疫关系密切。

1. 肾与免疫的关系

肺脾肾都与免疫密切相关,但以肾为根本。因为肾脏的元气刺激和推动全身各组织器官的生理活动,脏腑功能正常,身体就健康,若因为先天禀赋不足,或后天失于调养,或久病损伤,都会导致元气疲惫。卫气本原于先天,为肾中元气所化,被脾胃水谷精微所充养。因此,肾中元气虚损,必然导致机体的整体衰减,所以中医特别注重培元固本。元气包含元阴、元阳、即肾阴、肾阳。元阴、元阳滋补和调整全身的阴阳,正如张景岳所说:"五脏之阴,非此不能滋,五脏之阳,非此不能发。"机体只有在阴阳相对平衡的条件下,组织系统的生理活动才能正常进行,机体才健康无病,所谓"阴平阳秘,精神乃治",这也就是免疫系统的自我稳定功能。如果机体因为种种原因失去平衡,免疫功能紊乱,阴阳平衡遭到破坏产生的疾病,尤其是虚证的阴阳失调,可以通过调节肾阴肾阳发挥调节作用。阴阳失调就是免疫失去平衡。调节阴阳,特别是调节肾阴肾阳,调整免疫功能,使之趋于稳定平衡,防止异常免疫反应的发生,肾是调节阴阳、免疫平衡的重要脏器。西医学认为,机体免疫功能失调,会造成生理功能紊乱,引起免疫变态反应,导致各种病理损害,进而发生自身免疫性疾病等。一般认为,神经系统的兴奋与抑制对机体免疫功能的稳定起到调节的作用。通过下丘脑－垂体－肾上腺皮质轴系统调节来维持相对稳定。脑垂体是调节免疫反应的主要环节,通过分泌促肾上腺皮质激素(ACTH),促使肾上腺皮质分泌类固醇,抑制过高的免疫反应,同时,脑垂体通过生长激素的作用,激发免疫力,增强过低的免疫反应,从而起到调整免疫平衡、维持机体免疫功能的相对稳定的作用。经沈自尹等人研究证明,中医学的肾,具有下丘脑、垂体、肾上腺皮质轴和下丘脑－垂体－甲状腺轴的功能,所以,肾在调整和维持免疫平衡及稳定方面有重要的作用。近年来的研究表明,细胞内的丙种环核苷酸,即环磷酸腺苷(cAMP)和环磷酸鸟苷(cGMP),对拮抗物,对生物细胞有双向调节作用,被称为 cAMP/cGMP 双向控制系统。一般情况下,cAMP 增高时对免疫起抑制作用,cGMP 增高时会增强免疫。邝安坤教授通过对血浆环核苷酸的测定,初步观察到阳虚患者的 cAMP 低于正常值,而 cGMP 高于正常值,cAMP/cGMP 的比值较正常人低。阴虚患者 cAMP 患者增高,而 cGMP 减少,cAMP/cGMP 比值升高。体内阴阳的变化可反映 cAMP 与 cGMP 的相应变化,因肾为阴阳之根,这表明中医的肾在免疫机能方面起着主导作用。

2. 脾、胃、肺三脏与免疫的关系

《素问·六微旨大论》说:"升降息则气立孤危,故非出入,则无以生长。"说明肾在调节免疫功能方面起主导作用,但脾肺的作用也是不可忽视的。中医认为,肾要调节整体的阴阳,靠气化作用。气化作用的基本形式是气机的升降出入。人体脏腑经络的活动,脏腑经络以及气血阴阳的相互联系、相互制约,无不依赖于气机的升降出入,肺的宣发与肃降、脾的升清与胃的降浊、心肾的阴阳相交,都是气机升降出入的具体体现。机体各器官的正常生理活动,就是由于气机升降不已,出入不息,才得以维持动态平衡。升降出入逆转,器官系统的生理活动也会随之发生紊乱,升降出入停止,生理活动也就停止,生命宣告结束。《素问·六微旨大论》说:"升降息则气立孤危,故非出入,则无以生长。"脾胃为后天之本,居于中焦,通达于下,是升降运动的枢纽。肺吸清降浊,无不出入,无不升降,才可维持"清阳出上窍,浊阴出下窍,清阳发腠理,浊阴走五脏"的各种正常的生理功能,包括免疫系统的平衡稳定。所以,脾胃、肺的虚实变化,会影响免疫功能的平衡和稳定,脾胃、肺功能得到改善,免疫状态可相应改善。

结合现代医学理解,交感和副交感神经属于双向控制系统,无论在整体还是细胞内都存在交感与副交感神经双向控制,细胞内 cAMP 与 cGMP 的双向控制也不例外。cAMP 是交感神经儿茶酚胺的第二信使,cGMP 是副交感神经兴奋乙酰胆碱的第二信使,二者对免疫发挥着平衡作用。现代研究证明,脾胃、肺与自主神经功能有关,对肺、脾虚患者的免疫系统起到调节作用。肺气虚患者的真性胆碱酯酶显著高于对照组,这表明肺气虚患者存在自主神经功能紊乱,并以副交感神经功能亢进为主,肺也是前列腺素 e 或 f 的生物合成、释放和灭活的主要场所,前列腺素 e 和 f 相拮抗,起到双向调节作用。前列腺素存在于组织和体液中,与神经、内分泌、呼吸、心血管等系统和器官的功能调节有关,并对糖、脂肪、蛋白质、水和无机盐的代谢起到重要的作用。肺还是一些激素如缓激肽、甲状腺素、皮质激素等的代谢场所和靶场,通过激素对免疫系统发挥调节作用。总之,肺、脾胃在一定条件下,一定程度上参与了免疫功能的调节。机体免疫活性细胞的来源也与肺、脾、肾三脏有关,西医认为免疫活性细胞来源于骨髓多能与细胞,在细胞转移到胸腺和骨髓的特殊环境里,被诱导处理,分化成功能不同的 T 淋巴细胞、B 淋巴细胞,是机体特异性免疫、细胞免疫和体液免疫的物质基础。无论是 T 细胞和 B 细胞,还是它们的亚群,都能行使特异性功能,它们属于免疫活性细胞,都来源于骨髓。根据中医"肾生骨髓"的理论,肾与免疫活性细胞的来源直接相关,"肾生骨髓"的理论已为现今临床实践所证实。临床上通过补肾来治疗骨髓功能障碍的再生障碍性贫血获得成功,足以证实肾与骨髓的关系。最近国外学者发现,肾脏可以分泌大量的促红细胞生成素,其是作用于骨髓的多肽激素,这进一步证实了中医"肾生骨髓"理论的科学性,远远超出西医解剖学上的"肾"的范围。

肾与胸腺有密切关系。胸腺为中枢免疫组织。胸腺的发育、衰退、萎缩与肾气的盛衰基本一致。7~8 岁时,肾气充盛;21 岁左右,肾气平均,胸腺发育减慢稳定;40 岁左右,肾气始衰,80~90 岁,肾气衰,胸腺完全萎缩,主宰细胞免疫的胸腺功能也萎缩。

机体免疫细胞的形成与脾胃、肺密切相关,免疫细胞的形成过程,属于中医"气化"的过程。"气化"作用无器不有。"脾为后天之本""气血生化之源","肺主一身之气","诸气者,皆属于肺",故二脏在气化方面起着重要的作用。临床所见,脾虚患者确有免疫功能低下的表现。运用健脾益气方药治疗后,随着症状的改善,T 细胞比值、淋巴细胞转化率以及免疫球蛋白多可提升。临床中发现肺虚患者存在免疫细胞减少的现象,采用补益肺气的方药治疗,随着肺虚症状的改善,免疫细胞回到正常水平。这说明脾、肺参与免疫细胞的形成过程。

《黄帝内经》说:"亢则害,承乃制,制则生化。""亢则害"是自我稳定功能的失调,"承乃制"是自我稳定功能正常的表现,自我稳定功能正常,免疫也就平衡,免疫性疾病也就无从发生,所以叫"制则生化"。这种脏腑制约论,实际上就是对整体功能的自动调节,犹如机体通过神经体液对环核苷酸和核酸进行调控,从而对整体机能和各组织细胞器官系统包括免疫系统功能起到调节平衡的作用一样。中医认为人体是一个有机的整体,其他脏腑对免疫功能的调节也有一定的作用,脏与脏、脏与腑之间存在相互制约的关系,并依靠这种关系维持机体的协调统一。五行相生相克的学说,就反映了人体内脏之间的自我调节作用,表现为相辅相成,相反相存,维持其活动均势,即自我稳定。

从《黄帝内经》"正气存内,邪不可干" 谈中医免疫学思想

中医学不仅有其独特的理论体系,而且蕴藏着丰富的免疫学思想。我国古代早已认识到疾病的发生、发展与机体防御力(即免疫力)密切相关。本文拟对

其免疫思想进行一些探讨,以便在历史的探源中获取有益的启迪,从而为免疫性疾病的治疗提供可靠的理论依据。现代医学的免疫功能表现为防御、自稳、监视三个方面。而中医学中与此功能相类似的无疑是正气。

中医正气理论与免疫学:

1. 中医的正气

指的是机体抗病、祛邪、调节、修复等能力,它强调机体各部分的协调,以期合成发挥功能系统的整体优势和作用。这也是中医免疫核心思想的最重要的组成部分。

(1) 正气存内,邪不可干

正气强盛,病邪就不易侵袭人体而发病。对此,《黄帝内经》概括为"正气存内,邪不可干"。《锦囊秘录》称之为"正气旺者,虽有强邪,亦不能感"。因此,正气存内是机体形成稳固的免疫防御体系的保证。它包含有现代免疫自稳与防御两方面的功能。

(2) 邪之所凑,其气必虚

中医学认为病邪之所以能轻易地侵害人体,干扰人体正常生命活动,破坏人体阴阳的恒动平衡,正气虚衰是主要的内在条件,即《黄帝内经》所谓"邪之所凑,其气必虚"。《灵枢·百病始生》也认为:"风雨寒热,不得虚,邪不能独伤人。"

(3) 邪之所在,正气必趋

如《灵枢·刺节真邪》云:"虚邪之入于身也,有所结,气归之,有所结,深中骨,气因于骨。"这里所说的"气归之,气因于骨"都是指正气积于邪气入侵之处,发挥抗拒病邪的作用。但正虚不胜邪,以致邪气步步深入。正气虽然不足,但随邪内入,与之相争。这说明气的防御功能不仅限于体表,而是纵深防御、整体防御。而正气的趋邪性实际上包含有免疫监视的作用。如上所述,中医认为正气的盛衰强弱是决定人体健康与否的重要因素。具体而言,正气又以卫气、元气、脏腑之气等为主。

2. 卫气与免疫

卫气的主要功能就是护卫机体,抗御外邪。诚如明代孙一奎所言":卫气者,为言护卫周身,不使外邪侵犯也。"

(1) 护卫机体

卫气是行于皮肤、分肉之间,主要起护卫肌表、主管汗孔开合和抗击外邪的作用。《素问·生气通天论》曰:"风者,百病之始也,清静则肉腠闭拒,虽有大风苛毒,弗之能害。"就是说肌肉丰满,腠理固密,虽有强烈的外界致病因素,也不会引起致病。而腠理之所以能防御外邪入侵,实有赖于卫气的旺盛。正如《灵枢·本脏》所说:"卫气者,所以温分肉,充皮肤,肥腠理,司开阖者也。卫气和,则分肉解利,皮肤调柔,腠理致密也。"由此可见,卫气主要通过皮肤、腠理、分肉等发挥保护机体的免疫屏障作用。

(2) 保护内脏

卫气的防御作用还体现在对机体内部的组织脏器的保护方面。《素问·痹论》谓:"卫者,故循皮肤之中、分肉之间,熏于肓膜,散于胸腹。逆其气则病,从其气则愈。"《素问·五脏生成篇》云:"人有大谷十二分,小溪三百五十四名,少十二俞,此皆卫气之所留止。"而《灵枢·卫气行》亦云:"卫气其始入于阴,常从足少阴注于肾,肾注于心,心注于肺,肺注于肝,肝注于脾,脾复注于肾为周。"说明肓膜、胸腹、各脏器都有卫气循行,遇病邪则与之相争。可见卫气的循行对及时清除内脏的邪气,保护其发挥正常功能起到了积极作用。

(3) 邪盛则伤卫

如果卫气强盛,而外邪亦盛,两强相争,势若水火,在剧烈的正邪斗争中,机体则会表现出一定的病理状态。诚如《素问·疟论》所说:"卫气之所在,与邪气相合,则病作。"

(4) 卫虚则邪犯

一旦卫气虚弱,不能温养皮肤肌腠,皮肤腠理抗病能力减弱,则外邪就会乘虚而入,引起疾病。即《灵枢·上膈》所谓"卫气不营,邪气居之",《素问·疟论》也云:"腠理开则邪气入,邪气入则病作。"而《灵枢·禁服》曰"审查卫气,为百病母",则突出强调了卫气失常是疾病发生发展的根本原因。

(5) 邪入而卫争

假如外邪非常强劲,已侵入到皮肤分肉之间,卫气就会迅速将其合围,防止其深入,并逐步驱退病邪。故《灵枢·痈疽》曰:"寒邪客于经络之中则血泣,血泣则不通,不通则卫气归之,不得复反,故痈肿。寒气化为热,热胜则腐肉,肉腐则为脓。"

(6) 卫亢则为害

中医学还认识到,卫气的防御反应如果太过,对机体也是有害的。如清代喻昌《医门法律·明营卫之法》说:"营卫有一偏盛,其患即不可胜言,卫偏盛则热,热则腠理闭,喘粗,为之俯仰,汗不出,齿干烦冤。"通过以上论述可以看出,中医学所表述的卫气的内涵、作用及其与病邪抗争的特点,都和免疫防御功能、免疫反应相似。

3.元气与免疫

元气对人体生命活动至关重要,五脏之阴,非此不能滋;五脏之阳,非此不能发,人体各脏腑必赖元气激发才能发挥正常功能和抗御外邪。元气愈充沛,脏腑就愈强盛,其抗邪功能也就越强,正如《医方集解》云:"人之元气强壮,邪气焉能为害。"否则,元气虚弱,脏腑气衰,病邪就容易侵入机体。故喻昌在《医门法律》中说:"气有外气,天地之六气也;有内气,人身之元气也。气失其和则为邪气,气得其和则为正气。"可见,元气也是具有免疫力的正气。这种先天性的抗邪力或防御功能,与现代医学的先天性免疫、非特异性免疫相一致。

4.脏腑与免疫

历代医家特别注重脏腑免疫思想,强调脏腑在免疫中的重要地位。脏腑之气对人体有着非常重要的免疫防御作用。故《诸病源候论》曰:"脏气实者,邪不能伤。"具体而言,心、肝、脾、肺、肾又发挥着各自不可替代的作用。

(1)肺

卫气在免疫防御方面发挥了非常重要的作用,而其之所以能发挥作用,主要是依靠肺气的调节与宣发。肺主气,司呼吸,朝百脉,具有宣发、肃降功能。人体各组织器官的生理活动都与肺脏的气化密切相关,故《素问·六微旨大论》说:"出入废,则神机化灭,升降息,则气立孤危。故非出入,则无以生长壮老已;非升降,则无以生长化收藏。是以升降出入,无器不有。故器者生化之宇,器散则分之,生化息矣。"同时,对肺的防御功能,历代医家也有更为直接的描述。如明代皇甫中云"夫肺居至高之上,主持诸气,卫护一身,如天之覆物。若肺气不足,卫外不固,邪气则乘虚而入",诚如明代绮石所言"肺主皮毛,外行卫气,气薄而无以卫外,则六气所感,怯弱难御,动辄受邪",其又说:"肺气一伤,百病蜂起。"张介宾亦云"夫外感之咳,必由皮毛而入,盖皮毛为肺之合,而凡外邪袭之,则必先入于肺",清代沈金鳌更是确信风邪侵入,不论何种感受,必内归于肺。这说明肺在机体免疫防御中发挥了非常重要的作用。

（2）脾

脾主运化，为后天之本，气血生化之源。卫气的生成，元气的充沛，正气的强弱，都有赖脾胃的供养，脾气的健旺。脾的功能正常，是机体得以自稳并具备防御能力的重要因素。

1）脾主为卫。脾有防卫功能，是机体内重要的免疫防御系统。《灵枢·师传》云"脾者，主为卫"，正是指此而言。《金匮要略》则直接提出"四季脾旺不受邪"的论点。若脾胃内伤，气血生化无源，卫外失固，则内不足维持身心活动，外不能抗御外邪的侵袭，导致种种疾患。《灵枢·本神》指出："脾气虚，五藏不安。"其理即在于脾虚主卫失常，而致五脏不安。《脾胃论》亦言："内伤脾胃，百病由生。"可见，脾是保持健康，抗御外邪的重要器官。不仅如此，致病之后，转归如何，与脾的关系也非常密切。《难经》指出："上下交损之病，过于脾则不可治。"说明脾对疾病的发展起着某种屏障作用。如果病邪逾越了脾这个屏障，疾病就较难治疗。

2）脾主肌肉。脾具防御功能的另一原因是脾主肌肉。肌肉遍布于体表，外邪入侵人体，由肌表则入，故肌肉对人体防御外邪入侵也同样具有重要作用，《灵枢·经脉》云："人始生，先成精，肉为墙，皮肤坚而毛发长。""肉为墙"指肌肉像城墙一样布于体表，保护内脏不受外邪侵袭。《素问·生气通天论》也谓："肉腠闭拒，虽有大风苛毒，弗之能害。"《灵枢·五变》曰："肉不坚，腠理疏，则善病风。"人身肌肉虽外布体表，内则合于脾胃，而肌肉需得脾胃水谷精微之滋养，才能丰满健壮而为墙，起到免疫防御作用。

（3）肝

《灵枢·师传》曰："肝者，主为将，使之候外。"《素问·灵兰秘典论》说："肝为将军之官。"张介宾注曰："捍御而使之候外也。"而《说文解字》称肝谓之"干"。考《尔雅》云："干，杆也，即相卫也"，又云"干，抵也"，均有"卫护防御"之意。这说明肝于人体脏腑，正如将军之于国防，而其疏泄、升发、抗邪解毒、调畅一身气机的功能，也确实在某种程度上起到了免疫防御作用。

1）肝主疏泄。肝有冲和条达之性，疏达一身气机，使各脏腑器官的功能调畅，不致因壅滞不通而发生障碍，从而保证了各脏腑器官的正常活动。故《读医随笔》云："肝气舒，正气不结，邪无所客矣。"若肝疏泄失常，则气机受阻，五脏皆受其害。《张氏医通》曰："肝脏生发之气，生气旺则五脏环周，生气阻则五脏留著。"

2）升发卫气。卫行脉外，御外护体，如国之军队，域之疆防。但卫气正常的敷布,有赖肝气的升发:一方面肝运血达表,卫气乃刚。血者,神气也,为卫气固表的能量源泉。《血证论》云:"人身腠理之气,乃三焦所司,内寄肝胆。"又云:"肝为藏血之脏,又司相火,血足则火温而不烈,游行三焦,达于腠理。"即言肝能升发血气达于腠理,使卫气刚,才能抵御外邪入侵。另一方面,《素问·刺禁论》云"肝生于左,肺藏于右",肝升肺降,肝肺两脏升降协调,肺脏才能够敷布卫气达表。

3) 升发元气。《医学衷中参西录》云:"人之元气,根基于肾而萌芽于肝"。任应秋也有"元气升发于肝"之说。元气乃正气之根,具有推动激发人体生命活动及抵抗外邪、护卫机体等重要作用,但若无肝之升发,便会沉寂于肾而失用。

（4）心

中医认为,心的生理功能正常,血液充盈,各部分的功能协调,彼此互助为用,则全身安泰;若心的生理功能异常,心气不能推动血液营养全身,人体各部分得不到应有的协调与统治,正气不能抗病祛邪,疾病就会产生。所以,《素问·灵兰秘典论》言:"心者,君主之官,神明出焉,主明则下安,主不明则十二官危。"《灵枢·邪客》言:"心者,五脏六腑之大主。"《素问·六节藏象论》强调:"心者,生之本,神之变也。"心功能正常与否,关系到全身脏腑的治与乱,决定着疾病的发生与否,是正气盛衰的反映。故《杂病源流犀烛》说:"心血少,百病集作"。《医理真传》亦云:"凡属内伤者,皆心气先夺,诸症于是蜂起。"另外,心藏神,精神意识、思维活动正常也是免疫防御的一个重要方面。故《卫生宝鉴·中风门》说:"心乱则百病生,心静则万病息。"《养生四要》曰:"人身之中,心是一身之主,故心常清静则神安。"而《寿世青编》则说:"形神安静,灾病不生,福寿永存"。告诫人们只有保持心神宁静,才能避邪防病。如上所述,心实际包含了人体生物、心理两大防御系统的功能,因此,心也有重要的免疫抗病作用。

（5）肾

《素问》曰:"夫精者,身之本也,善藏精者,春不病温。"说明精的实质是免疫的物质基础,而肾受五脏六腑之精而藏之,故肾精也具有重要的免疫防御功能。《内经讲义》释曰:"指肾藏精,蒸化津液濡润孔窍,能抗御外邪而主表。"同时,肾精又可以化生元气,激发元气的防御功能。另外,肾藏精,主骨生髓,其功能包括现代免疫系统骨髓的功能,而骨髓产生的 T 细胞和 B 细胞是机体特异性免疫细胞免疫和体液免疫的物质基础。此外,骨髓内还含有不同数量的粒细胞、浆细胞、单核细胞和巨噬细胞,都参与非特异性免疫中的吞噬活动。因此,肾的免疫防御功能也是不容忽视的。

从《黄帝内经》谈人的元气

人活一口气,呼吸之气是看得见的,看不见的元气,决定着人的生、长、壮、老、已(停止)。元气由元精所化,生命的家底是很薄的,元精好比人生的原油储备,人的精元最足的 16 岁,也只有一斤,女 49 岁、男 64 岁就一滴也不剩了。《道医学》帮助我们了解自己的家底,才会知道人生的日子该怎样精打细算地过。我对比自己的年龄感到惊恐,虽然表面比较年轻但里面的家底已经很薄了。好在通过《道医学》第一次看清了库存真相,并且也告诉了我们一条跷尾向上的重生路,用道医学的科学方法,把人生的辛劳自然损失掉的微薄的元精库存,重新增长、丰满起来,这就是老子《道德经》中隐藏的返老还童的生命科学。

《素问·金匮真言论》说:"夫精者,身之本也。"肾所藏的精气包括"先天之精"和"后天之精"。道医学依据精气神在生命中的不同变化阶段,将生命分为先天期和后天期两大范畴。其中的先天期,是指生命的胎婴养虚、幼儿养性、少年养正三阶段。在这三阶段之中,胎婴养虚和幼儿养性两阶段,属于生命的纯先天和后天渐长阶段,少年养正时期则属于生命从先天向后天转化的阶段。生命一旦步入青年养志阶段,也就是生命完整地进入了后天时期。所以,人体内在的先天之精,包含着女性 14 岁、男性 16 岁之前所积累形成的精。这个精,又称之为元精,又称之为元气。生命从父母处获得的先天原始祖气是 24 铢,为一两之数(铢是古代计量单位,24 铢等于 16 两制计量秤中的一两)。这个先天之精是直接禀受于父母的生殖之精,以及在胎儿发育过程中,胎儿通过自身完全敞开的百会囟门和会阴穴"无为而为",同步直接吸收的天德地气。它与生俱来,是构成胚胎发育的原始物质,即是《灵枢·本神》所说的"生之来,谓之精"。所以称"肾为先天之本"。胎儿出生后称之为婴儿,后天智识未开,体内的先天系统并未开始被屏蔽,仍为先天。一至三岁身体内的先天生理机制直接从天地中自动获取天德地气能量,生长元气 64 铢,而生成一阳之象,构成复卦的卦象模式。生长至 5 岁,经过身体内的先天生理机制从天地中获取天德地气能量,就又增长元气 64 铢(2.666 两),而生成二阳,构成临卦之卦象模式。生长至 8 岁,经过身体内的先天生理机制从天德地气中获取能量,就又增长元气 64 铢,而生成三阳,构成泰卦之卦象模式。8 岁时虽然乳牙已经更换成恒牙，昭示着生命的先天系统已经开始全面向后天转换，进入了先天向后天全面转换的阶段。但是主动从天地中获取能量的机制仍然没有完全被屏蔽。生命生长至 10 岁，经过身体内的先天生理机制从天地中获取天德地气，就又增长元气 64 铢，而生成四阳，构成大壮卦之卦象模式。生长至 13 岁，经过身体内的先天生理机制从天地中获取天德地气能量，又增长元气 64 铢，而生成五阳，构成决卦之卦象模式。生长至 16 岁（男），经过身体内的先天生理机制从天地中获取天德地气能量，又增长元气 64 铢，而生成六阳，构成为乾卦之卦象模式。男性生长至 16 岁、女性 14 岁，共获得天德地气 360 铢正气，其中均含父母先天所赋予的 24 铢祖气。共计为 384 铢，每两是 24 铢，刚好是一斤之数（古度量制 16 两为一斤），发育至此，周天数足，精气神俱足。这是一个生命发展规律的共性，其中当然也有例外存在。人在此年龄阶段，人体内环境中的先天生理机制的功能尚未被后天生理机制所完全取代，库储未被各生理系统的正常需求所调用，未被体内五阴神产生的情志所消耗。而且下方元精未漏，没有转化为后天浊精，精气充实，这就是人体内的先天元精。

　　凡超出此年龄阶段的生理指标者，女子月经一开始，男子遗精一发生，就标志着生命已经完全脱离自己的先天阶段而完全进入后天阶段。身内所储存的先天之气即开始渗漏，被智识所耗用和被天地外环境所反夺，也就是精、气、神的质元数量和质量都将出现低于先天生理乾健平均正常值，没有达到此平均正常值时，都必须修交补漏，回归到这一阶段的生理指标，才能真正修身修真，复返性命之先天。后天之精，是指出生以后，后天的呼吸和消化生理功能启动，在这些具有后天功能属性的器官组织的成长发育过程中，一方面来源于经口腔摄入的饮食物，通过脾胃运化功能而生成的水谷之精气，另一方面通过呼吸空气中的清气，以及其中微量的天德地气，转化为宗气。其次则是脏腑生理活动中，化生的精气通过代谢平衡后的富余部分，通过经气的反馈传导而藏之于肾。故《素问·上古天真论》有"肾者主水，受五脏六腑之精而藏之"之说。但是这种富余反馈储藏的现象，在现实中并不多见，对于不善养生和修身者而言，更普遍的现象都只是不断调用消耗先天之精。所以女子 49 岁而天癸绝，男子 64 岁而浊精枯，是一个普遍的现象，还有那些提前天癸绝、浊精枯者，则更是透支型的寅吃卯粮所致。先天之精与后天之精的来源虽然有异，但均同归于肾，二者是相互依存、相互为用的。先天之精是后天之精产生的源泉和动力，而先天之精的损耗又有赖于后天之精的不断培育和充养，只有开源节流，才能充分发挥其生理效应。二者相辅相成，在肾中密切结合而组成肾中精气。肾中精气的主要生理效应是促进机体的生长、发育和逐步具备生殖能力。

人在出生以后，一方面，通过自身尚未被屏蔽的先天三元系统，使先天之精不断地得到充实；另一方面，通过逐步开启发育成熟的后天系统，生成"后天之精"，减少对先天之精储备的提前损耗。从而使肾中的精气逐渐充盛起来，出现了幼年时期的齿更发长等生理现象，随着肾中精气的不断充盛，发展到一定阶段，产生了一种促进性腺发育成熟的物质，称作"天癸"，于是男子就产生精子，女子就按期排卵、月经来潮，性腺的发育渐趋成熟，具备了生殖能力，人也进入了青春期。此后，随着肾中储备的精气被后天不断消耗，而且后天之精的补充入不敷出，就必定会由充盛而逐渐趋向衰退，天癸的生成亦随之而减少，甚至逐渐耗竭，性腺亦逐渐衰退，生殖能力亦随之而下降，以至消失，人也就从中年而转入老年。只有少数善于养生者和修身修真者，才能延缓和改变这种普遍的规律性，成为自己生命的真主人。其次，《黄帝内经》也明确地指出了以齿、骨、发的生长状况作为观察肾中精气盛衰的标志，亦即作为判断机体生长发育和衰老的标志。这些指标，至今仍有极高的科学价值。此外，由于较全面地阐明了肾中精气的盛衰决定着机体的生、长、壮、老、已，因此，对于防治某些先天性疾病、生长发育不良、生殖功能低下和衰老等，均有较普遍的指导意义。从元气盛衰的路线可以看出，人生的根本原油库存全部来自天德地气，在年少的时候，天门地户敞开时直接吸收，成年以后通过吃东西间接地吸收。直接的可以说100%增长元精元气，间接的也就10%不到。古人为什么强调修身、齐家、平天下，把修身放在首位，就是因为古人了解生命的道德真相，所谓的修身，主要是把天门地户重新开启，恢复直接吸收地气的能力，补足亏损的精气，实现生命的自由掌控。对生命来说最尊贵的好东西是不用花钱的，走上生命道德的回归之路，世界将大大节约能源，减少污染，尊道贵德品格的全球时尚化，才有真正的社会和谐。

学习经典的体会

我是怎样学起中医来的呢？我出生在农村，因为母亲生我后患了哮喘，我自幼体弱多病，经常延医服药，而接近了中医。但在我心中，中医高深莫测，不敢梦想，高考后我因眼睛的问题，从云南大学化学系转到中医学院中医专业，并以此因缘加入了中医队伍。由于我古文有点基础,所以文字方面的困难不大。但在老师所讲的医理方面,就存在很大的难题。记得有一次老师讲《素问·阴阳应象大论》中的"东方生风,风生木,木生酸,酸生肝,肝生筋,筋生心……"的内容时,尽管老师讲得眉飞色舞,而我却不知所云。对中医理论基础,我学了整整五年,虽以全年级第一名的成绩毕业,进入了省中医院,但对一些中医问题还很懵懂,特别是经典著作更是一知半解。曾多次痛下决心读经典著作,每因阅读困难而半途而废。经历10年的急诊、ICU 工作,使我对中医的认识渐渐模糊,有时连自己都搞不清自己是中医还是西医,经过思考,我到了基层——我们省中医院的专家门诊。在门诊跟随我院多位老专家侍诊,使我对中医有了重新的认识,这些名中医,无一不是对经典背诵、理解透彻的,因此临床得心应手,疗效卓著。我深深体会到对《黄帝内经》《伤寒论》等经典著作的重视,可以提高理论水平,而且基础也打得牢固,有发展的潜力,故被历代医家所拥护。因此我再次到母校读了在职研究生全部课程,通过老师的讲解,我对经典有了与学生时期完全不同的认识,在师承我的老师张良英教授的过程中,由于老师的严要求以及对经典的重视,我对中医的热爱与日俱增,有几点体会分享:

1. 自学的问题

自学是每一位医务工作者的必由之路。因为我们不能跟老师一辈子,应该走自己的奋斗之路。但是,自学必须讲求方法,有一个切实可行的计划,必要时还得有人指点一二。自学也需要条件,主要的要有时间保证,要争分夺秒,爱惜光阴,要有必要的工具书和参考书,如果有去图书馆的条件,那就再理想不过了。自学有三忌:一忌浮,指自学之人,心不专一,不能深入书中,只是浮光掠影地浏览一下,当然这种学习是没有什么结果可言;二忌乱,指自学之人,没有一个完整的学习计划和步骤,一会儿看这本书,一会儿又看另一本书,好像蜻蜓点水,这种杂乱无章、没有系统的学习,也必然学无所成;三忌畏难,学经典的过程中,有的内容看不进去,发生了困难。殊不知,凡是自己看不懂的地方,也正是知识贫乏的具体反映。如果不以钉子的精神向难处深钻以求解决,反而畏难自弃,必然枉费一番心机,半途而废。记得古人鞭策人们学习,说出许多的格言和警句,如什么"石杵磨绣针,功到自然成","精神一到,铁石为开","不经一番寒彻骨,焉得梅花扑鼻香",说明了一个真理,那就是只有坚持学习而不畏难的人,才能取得最后的胜利。本着这种精神,我刻苦自励,学习中医知识。我阅读医学名著,如金元四家、清代的伤寒注家、温病学家以及明清其他有代表性的作品,使我眼界大开,学识随之不断提高。

2. 学与用的关系

在学习中,我谨记"抗志以希古人,虚心而师百氏",主张继承是中医学术之本,临床实践是发展中医之根。学中医理论,目的是指导临床去解决防病和治病的问题。因此,在学习中就要贯穿理论与实践统一的思想。清人陈修园为什么主张白天看病、夜晚读书呢? 不过是强调学以致用、学用结合罢了。我很喜欢《三国演义》舌战群儒时孔明对东吴谋士程德枢所讲的一段话,他说:"若夫小人之播,惟务雕虫,专工翰墨;青春作赋,皓发穷经;笔下虽有千言,胸中实无一策。……虽日赋万言,亦何取哉?"孔明在这里嘲笑了那些读书虽多,而不成其学问,尽管终日吟咏,而于事实无所补的人。学习中医也最忌纸上谈兵。应该看到,不论任何一家名著,也都有一分为二的问题,也都有待于在实践中检验和在实践中发展。如果离开实践,就很有可能造成盲目的崇拜,或者粗暴地加以否定。对这种学风,我们是坚决反对的。

3. 经典与临床

清代的医学大师徐灵胎,在《慎疾刍言》一文中指出:"一切道术,必有本源,未有目不睹汉唐以前之书,徒记时尚之药数种,而可为医者。"他说的"汉唐以前之书",指的是《黄帝内经》《难经》等经典著作。可见,徐灵胎也主张先学经典著作为学医的根本。要想发展中医,就必须继承中医,而继承中医的主要途径正是回归经典,认真研习以"四大经典"为代表的中医经典著作,与临床实践相互参验,必将成为提升中医临床水平最重要的有效路径之一。读经典常常使人顿悟,找到深入中医之精髓的窍门。同时,读经典能"思求经旨,演其所知"。这里,"演"的内涵就包括了推演、扩大、发展、延续的意思,使个人有限的知识拓展开来,不断使中医学发扬光大。研习经典的目的,具体到临床就是辨证施治,提高疗效。大凡名中医都熟读经典,乃至烂熟于胸。张仲景倡导"勤求古训,博采众方",孙思邈提出"博极医源,精勤不倦,"李时珍主张"渔猎群书,搜罗百世"。这些经典名言已成为后世医家的座右铭。许许多多起沉疴、疗痼疾、挽救急症的医案,细细分析都有经典中的思维和经典方药的论述。我的老师张良英教授曾深刻地领悟到熟读经典带来的好处。但是用经典指导临床既要辨证,更要对症。对症既是辨证的基础,也是辨证的结果。也就是说,要想辨证,首先必须对症,而辨证也是为了更好地对症,张良英教授在多年的中医临床工作中,亲身经历了许多病证,都是根据经典抓住主症而收效的。因此回归经典是继承中医的必由之路,学经典可以启迪智慧、提升临床疗效。

从医的第一天,张良英教授谆谆教导说:"'医之始,本岐黄',一定要认真学习中医经典著作,熟悉并且精通中医基本理论,打好治病救人的基础。"转眼之间,二十多年过去了,在长期的中医临床和科研工作中,我对中医经典著作的学习和应用逐渐有了深刻的认识和感悟。我认为,以《黄帝内经》和《伤寒杂病论》为代表的中医经典著作,是中医基本理论的主体建构,是中医智慧的源泉,是中医的根。中医要生存、要发展,就必须把这个根留住,研习《黄帝内经》,发皇古义。学习中医经典著作、掌握中医基本理论没有什么秘诀,就是"勤求古训,博采众方,科学求实,勇于创新"四句话,"读、习、写、用"四个字。"勤求古训、博采众方"是张仲景的话,就是要精勤不断地学习和研究前人一切有益的经验和理论、思路和方法。这八个字,重点讲继承。没有继承,何言发展,不站在前人肩头上,又何言超越前人。科学求实、勇于创新是当代人的概括。学习中医经典著作,一定要充分体会其中所蕴含的历史唯物主义和辩证唯物主义的观点和方法,要有实事求是的科学态度,在学习中继承,在继承中创新,在不断创新中求得发展。"读、习、写、用"是我自己总结的学习方法。所谓读,不仅是用眼睛看,还要用口说出,更要用心去理解。中医经典著作中包含有不少名言警句,诸如"上工治未病""春夏养阳,秋冬养阴""大毒治病,十去其七""有故无殒,亦无殒也""病非不治,未得其术也"等,都是流传千古的真理。还有经典著作中的药性和方剂,如果能在理解的基础上背诵下来,自会增长智慧,受用无穷。习是反复地学,也就是温习。中医经典著作大多文辞古奥,寓意深邃,需要反复学习,不断温习,才能把握其要妙,达到运用自如的境界。孔子所说的"学而时习之",就是这个意思。写有两个含义,一是记笔记,把自己认为最重要的东西记下来,以便随时阅读,即时参考;一是写作,写心得体会,写研究论文。写作的过程,实际上就是一个升华提高、和别人分享研究成果的过程。往大里说,也是看一个医生能不能影响和促进医学发展的指标之一。中医经典著作撰著和传承的本身,不正也是这样一个写作的过程吗?学习中医经典著作,掌握中医基本理论的最终目的,在于发展中医学术,提高临床疗效。所以必须与临床实践相结合,为用而学,学而为用;读经典,做临床,提疗效,宏学术。所谓学习和掌握中医经典的秘诀,我认为大抵就是如此。那就是学中医先从学习经典著作入手,不要怕难,要有一点钻研精神;二是对于中医学的原文和汤头、药性及歌诀,既要明其义,又要背其文。不背一点书,是没有功夫可言的;三是变被动学习为主动学习,从被动学习中解放出来,自学不是权宜之计,而是要一生奉行;四是要树立学用结合、学以致用的优良学风。历代名医学习经典的成功经验可以归纳为三点:一是背熟,二是理解,三是应用。强调学习要熟读背诵,由来已久,可追溯到《素问·著至教论》:"诵而未能解,解而未能别,别而未能明,明而未能彰,足以治群僚,不足治侯王。"杨上善注云:"习道有五:一诵,二解,三别,四明,五彰。"可知习医之道首先应从背诵开始,熟读背诵是基础,但是不要停留在"诵"的阶段,而应向正确理解、比较辨别、深明大义、发挥昭彰等理性思维发展。须知背诵这种机械记忆与理性思维是相辅相成的。古人云:"书读千遍,其义自见。"只有书熟才能理明,只有理明才能应用。

学习经典既要治病,更要治人

《黄帝内经》云"病为本,工为标,标本不得,邪气不服",意思是在疾病的治疗中,患者所患的疾病是最根本的,医生的想法和做法都应符合病患的实际,医患之间关系必须摆正,必须协调,否则难以制伏邪气。因为任何疾病都不是孤立的东西,它们都存在于具体的患者身上。人是具有主观能动性的,而且除了病理生理的共性规律外,尚有不同患者的年龄、性别、体质、生活习惯、精神状态等个体特异性,因此临证治疗不但要因病制宜,而且要因人制宜,即是说既要治病,更要治人。所谓治人,就是根据患者不同年龄、性别、体质、生活习惯、精神状态予以适宜的治疗,以利治病,加速病愈。

《温疫论·老少异治论》说:"凡年高之人,最忌剥削,设投承气,以一当十;设用参术,十不抵一。盖老年荣卫枯涩、几微之元气易耗而难复也,不比少年气血生机其捷,其气勃然,但得邪气一除,正气随复。所以老年慎泻,少年慎补,何况误用也。亦有年高禀厚、年少赋薄者,又当以权,勿以常论。"可见不同年龄的生理状况和气血盈亏是不同的,治疗用药亦当有别。小儿稚阴稚阳、脏腑娇嫩、气血未充、易寒易冷、易虚易实、传变迅速,因此治疗忌投竣攻,用药宜精、轻、清、灵、少补。而老年人生机减退,气血亏虚,患病多虚或虚实夹杂,治虚证宜补,有实邪攻邪当慎重,药量较青壮年轻。另性别不同,各有其生理特点,妇有经带胎产,男有精气溢泻等。妊娠用药有妊娠禁忌,产后要考虑到气血亏虚及恶露等,男要注意养精血,等等。

前人有"膏粱之体"与"藜藿之体"之别,即体质强弱有不同,尚有寒热偏盛和禀赋之不同。阳盛或阴虚之体,慎用温热之剂;阴盛或阳虚之体当慎寒凉;体强者药量宜重,体弱者药量宜轻,至于"牛刀杀鸡""杯水车薪"俱不相宜。《灵枢·论痛篇》说:"胃厚、色黑、大骨及肥者皆胜毒,故其瘦而薄胃者皆不胜毒也。"《素问·五常政大论》曰:"能毒者以厚药,不胜毒者以薄药。"

《素问·血气形志论》曰:"形乐志苦,病生于脉,治之以针刺。形乐志乐,病生于肉,治之以针石。形苦志乐,病生于筋,治之以熨引……"说明疾病不同,可反映出不同的情志改变,又要以不同的方法治疗。情志可以致病,亦可治病。《素问·五脏别论》曰:"……恶于针石者,不可与言至巧。病不许治者,病必不治,治之无功矣。"《素问·经脉别论》云"勇者气行则已,怯者着而为病也",说明信心、意志和精神均与疾病的生成和疾病的治疗有直接的关系。因为精神情志活动与人体生理、病理变化密切相关,猝然强烈或反复持久的精神刺激,可使人体气机逆乱,气血阴阳失调而发病。情志波动又能使疾病恶化或病情加重。如:高血压患者,遇事恼怒,肝阳暴涨,血压上升而发眩晕或晕厥等;心脏病患者也常因情志波动而病情加重或恶化。然而心情舒畅、精神愉快则气机调畅、气血和平,有利于恢复健康。精神治疗是一种技术和艺术,中医临证特别重要。日常实践告诉我们,医务人员的言语表情和服务态度若能使患者精神舒畅、气机调和,充分调动患者自身的积极性以克服消极被动接受治疗的局面,使之有乐观的情绪、坚定的信心和安全感,活跃机体自身的抗病功能和修复能力,以增强对疾病转归的内因作用,从而促进疾病的痊愈,这对于慢性疾病尤为重要。否则消极悲观的郁闷情绪长期不解,则正气难以恢复,即如《黄帝内经》说:"精神不进,志意不治,故病不可愈。"年轻中医为何难以旗开得胜? 诚然与患者的主观观念和精神情志攸关。古人曰"哀莫大于心死",给患者的第一印象是年轻、经验少,因此就没有一种安全感和信任感,也就不愿拿生命来玩游戏,避而远之。更医已尽或迫不得已而就少医者,亦是勉强,抱着试试的心理,忧心忡忡,顾虑重重,精神不治,自身能动性降低,即使药证相符恰当,亦难收十分的效果。服药之后,若有效果,也许会以为疾病简单;若病重缠绵,效果较缓较微,也许会认为该治疗有误。实为少医治病艰难之一斑也。故少医当以和蔼的态度,耐心讲解劝导,一丝不苟诊察,才能取信于患者,调动内因的积极性,方可达预期的治疗目的。所谓"精神治者,病去半矣"。药物、针灸、按摩等治疗手段和措施,固然是促使疾病好转或痊愈的重要因素。但毕竟是一种外部条件,只有通过像人体正气这样的内在基础,才能够发出应有的作用,所以最具决定意义、直接左右病体康复的因素应该是体内的正气、乐观的情绪和坚定的治愈信心。

明代医家李中梓曾发现有的患者甚至可以表现出"参术沾唇惧补,心先痞塞;硝黄入口畏攻,神即飘扬"等对治疗非常不利的情况。再如某些疾病,小儿较成人容易恢复,这除了儿童时期生机旺盛、正气易复等原因外,这与幼儿较少消极情绪之干扰等特点分不开。是故临病者,治人为先,治病方效。

总之临证不能只看病,不见人,既要因病制宜,也要因人制宜。不仅要视病人的年龄、体质、性别、生活习惯,更要注重精神情志。如何利用医生的仪表举止及诊疗性语言的技术和艺术,取信于患者,使患者精神舒畅,气机调畅是治病的首要。特别是年轻的中医,除了有过硬的、博学的医疗知识外,更要抓住"治人"这个首要问题,否则事倍功半。

下篇　跟师心得

跟张良英教授学习心得

1. 熟悟经旨,融古通今

　　张良英教授跻身医林五十余载,博采众长,学贯中西,推陈出新,医名卓著。遣方用药,熟悟经旨,融古通今,领悟到《黄帝内经》和《伤寒杂病论》为代表的中医经典著作,是中医基本理论的主体建构,是中医智慧的源泉,是中医的根。《黄帝内经》既载述着丰富而精辟的医学理论,也蕴含着深邃而超前的医学思想,集中了中医奠基时期的临床经验和学术研究的成果,许多超前性的论述,为中医临床灵感的获得注入了源源不断的动力,为中医学术的可持续性发展提供了坚强有力的支撑。《伤寒杂病论》确立了中医认识和治疗疾病的准则,辨证论治环环紧扣,理法方药一线贯穿,是中医理论结合实践的典范,经方组方精练,配伍严谨,变化灵活,疗效确实,是中医方剂规范化、标准化的圭臬。张良英教授临床重视经典学习和运用,善用《黄帝内经》《伤寒论》《金匮要略》等经典理论辨治妇科病,潜心研究中医古今名家学说,认为经典理论对临床指导至关重要,精读《傅青主女科》《妇人良方大全》及《景岳全书·妇人规》《金匮要略·妇人篇》等妇科专著,认为《傅青主女科》对后世妇科的贡献很大。主张为用而学,学而为用;读经典,做临床,提疗效,宏学术。学术上遵循传统中医理论,重视经典著作和历代医家的学术经验,在此基础上,有所创新和突破,她不拘泥于时方、经方,不偏信于流派,结合自己的实践经验,熔诸家之长于一炉,遵古不泥古,形成了自己独特的学术思想。

2. 医疗为本,教学相长

　　张良英教授强调"以医疗为本,以教学为重"。她一直坚持在医疗、教学、科研第一线,数十载如一日,勤勤恳恳为广大女性的健康做出贡献,在治愈数以万计的妇科患者的同时,还培养了无数的妇科人才,桃李满天下,医德高尚,医、教、研成绩斐然,深受国内同行的尊重和病患的热爱。在云南中医学院妇科工作直到退休,并始终承担着云南中医学院中医学专业的中医妇科教学及临床实习工作。针对本科生有一定的理论基础但无实践经验的特点,张良英教授注重学生从理论学习逐步过渡到实践操作的培养。

在云南省中医医院工作期间,也有很多国内外进修生慕名而来,跟随张良英教授学习。张良英教授常常根据不同学习者的情况,分别拟定不同的带教计划。如国内的进修生以基层中医院居多,有一定的内科、妇科的理论及临床工作基础,据此张良英教授为他们制定理论、临床全面提高的教学基本目标,将教学重点放在辨证及临床用药上,同时考虑到进修生在校(院)学习时间较短,所以又以掌握重点为主。又如外国友人学习中医妇科,有的仅仅是对中医充满好奇,有的是想加深对中国文化的理解,有的是真正想开展中医临床工作,基于每位学员学习中医出发点的差异性,张良英教授在教学上各有侧重,使外国学生各有所获,并对中医妇科的疗效都予以肯定。除此之外,在全国上下倡导"西学中"的特殊阶段,面对西医对中医的偏见,特别是对中医理论的怀疑,张良英教授提出将中、西医进行结合,以疗效奠定学习的基础,提高学员学习中医的积极性。

时至晚年,为了弘扬祖国医学,促进中医事业的发展,张良英教授在1997年、2008年、2012年三度被列为全国名老中医学术经验指导老师,2013年被列为全国首批中医药博士后流动站指导老师,耕耘不止,默默奉献。其开门弟子目前已经成为云南中医妇科的骨干力量,第二批弟子已圆满完成学业,成为云南中医妇科的后起之秀。回首数十年的工作和生活,世事沧桑,但张良英教授"以医疗为本,以教学为重"的基本原则始终没变,治病救人与教书育人成为她生活中不可缺少的重要组成部分,两者都让她牵肠挂肚。张良英教授为此付出了很多,但每每想到那些远离病痛困扰的患者,想到自己不计其数的学生,她总会释然一笑,她认为这就是生活,这就是幸福。

她常常对弟子们说:"作为一名教师,要热爱本职工作,以教为本,以教为荣,以教促学,带学生也是学习的过程。作为医学教授,不仅要教授学生医学知识,还要培养学生具备高尚的医德。我之所以有今天的成绩,感恩国家的培养,感谢我的病人和学生对我的信任,才成就了我的一生辉煌。"这种境界是何等的高尚,令人们心灵震撼。张良英教授严谨的治学态度和方法,是她事业成功的基石,以振兴中医为己任,是她成为一代名医的动力。

3. 重肾脾肝，顾精气血

张良英教授在临床上重视古训，受傅青主"肝为冲脉之本，肾为任脉之本，脾为带脉之本"观点的影响，结合自己多年经验，临证特别重视脏腑辨证，尤其重在调补肝脾肾，以肾为先。遵明代《景岳全书》"女子以血为主，血旺则经调而嗣，身体之盛衰无不肇端于此。故治妇人之疾病，当以经血为先"，人乃血肉之躯，无形之阳气，基于有形之阴血，妇人经、孕、产、乳，屡耗其血，血不贵乎。张良英教授强调治疗妇科疾病以顾护精血为主，且用药不能伤及精血。而精血与肾、肝、脾关系尤为密切，女子之身，依赖于血，心主血，肝藏血，脾统血，为气血生化之源；肾藏精，精化血，血虽生于心，然心得肝、脾、肾三脏功能的相互协调，相互制约，相互配合才能完成从生化、运化到濡养五脏六腑、四肢百骸的作用。故《素问·病机气宜保命集》云"女人童幼天癸未行之时，皆属少阴；天癸既行，皆属厥阴；天癸已绝，乃属太阴经也"，是依据妇女生理特点进行治疗的规律性阐述。可见女人之身重在肾、肝、脾，这也是张良英教授临床强调肝脾肾的重要理论依据。如张良英教授治青春期崩漏以补肾为主，兼健脾益胃；治更年期崩漏，以补脾为主，兼补肾调肝。

（1）温补先天，滋肾填精

肾为先天之本，主藏精，是人体生长、发育和生殖的根本。女子发育到一定时期，肾气旺盛，天癸成熟，冲任通畅，才有月经和孕育的可能。若肾气不足，冲任亏损，便发生经、孕、胎、产诸方面疾病。肾中精气，只宜固秘，最忌耗泄。因妇女常耗血伤阴，精血同源，所以临床多用补肾固冲、滋肾养阴、温肾助阳，或温阳行水之法进行调补。张良英教授萃取多年经验，自拟补肾Ⅰ号方以滋肾填精血，温肾补先天治疗多种妇科常见多发病及疑难疾病。临证加减，从用药中体现了"肾为水火之脏，藏真阴寓元阳"的生理特点。遣方用药以达阴阳消长，水火互济之功。她提倡的温肾补先天，滋肾填精血法重在平调肾之阴阳，体现明代张景岳"善补阳者，必于阴中求阳，则阳得阴助而生化无穷；善补阴者，必于阳中求阴，则阴得阳助而泉源不竭"的辨治心法，体现了平调阴阳的制方理论。

（2）健脾和胃，培护中土

脾为中土，脾病则心不能主，肾不能滋，肝不能藏，周身难健，而妇女经、孕、产、乳以血为用，屡耗血伤，常处于血不足而气有余的状态，故妇人以血病居多。《妇科要旨》虽言心主血、肝藏血，冲、任、督三脉俱为血海，为月经之源，而其统血则唯脾胃，脾胃和则血自生，谓血生于水谷之精气。然而脾肾又是经、孕、乳之本,因此张良英教授重视健胃扶脾,培补后天,以供养先天,藉以繁衍后代,临床善用补中益气汤为基础方,辨证加补肾、养肝、柔肝之品主治崩漏,月经病中若经期延长(黄体功能萎缩不全)加二至丸;月经先期加怀山药、黄精;经期感冒、产后发热、恶露不尽加黄精、怀山药、防风等。总之,张良英教授重视肝脾肾三脏在妇科病中的作用,临床不是独立的治疗某脏,而是注重肝脾肾之间的平衡,根据具体情况,或肝肾同治,或肝脾同治,或脾肾同治。张良英教授在几十年妇科临床中融汇此理论,灵活应用,疗效肯定,值得同道借鉴。肝脾肾在妇科疾病治疗中,既有独立性,又有相关性,根据具体情况可以肝肾同治、肝脾同治、脾肾同治。

(3)疏肝养肝,调和气血

古人云"女子以肝为先天",肝为血脏,主藏血,主疏泄,司血海。血海的蓄溢受肝所司,肝是女性生殖机能调节的枢纽,与气血关系密切。肝血参与月经的生成,肝司血海,肝气参与疏泄全身各部化生之血,有余部分藏之于肝,下注血海;肝主疏泄,通过疏泄肝气以调节血海蓄溢,调畅精神情志,使气畅血旺,月经正常,对月经期、月经量的恒定起关键作用;肝气通过疏泄,直接影响脾胃、胆汁功能,使气血生化正常,经血有源,故肝系月经调节的枢纽。肝藏一身之血,肝性喜柔恶刚,肝喜条达,阴血充肝得养,肝气舒则气机畅,而妇人之身有余于气,不足于血,肝藏血,血伤则肝首先受累,尤其在经期、孕后阴血耗伤,肝阴不足,肝阳偏亢,诸症滋生,加之女性阴性凝结,易于忧郁,气机不利,气病则诸病起。朱丹溪言:"气血冲和,百病不生,一有怫郁,诸病生焉。"张良英教授针对此特点,临床上重视调理气血,总结出"气以通为补,血以和为补"的经验,欲与通之不如充之,常以四物汤为基本方,通过辨证灵活运用,治疗妇科多种疾病。同时,张良英教授对《傅青主女科》的学术思想甚为推崇,认为月经病与肝郁不畅有关,肝郁血虚可致多种妇科病。如发生月经不调、痛经和闭经、不孕等症,张良英教授临床常用逍遥散为基础方,不只是用于疏肝解郁,且有养血理气健脾等功用。方中柴胡疏肝解郁;当归、白芍养血补肝养肝;肝病易传脾,用白术、茯苓补脾和中;薄荷、生姜有透散作用,配柴胡以透郁调肝。本方仅用柴胡疏肝解郁,而没有用行气药,是因为肝体阴而用阳,肝气抑郁,影响藏血,又易化风动肝阳,而行气药辛燥助阳伤阴。故张良英教授善用逍遥散,旨在柔肝,以柔济刚,又常配合"滋"、"养"、"柔"等方法来条达肝木,而非直接疏泄:"滋"即肝肾同滋,因肝肾同源,精血相生,滋阴养肝即是益冲任之源,源盛则血流自畅,诸病自愈,加首乌、肉苁蓉、菟丝子、补骨脂,滋肾养肝;"养"即养肝,阴以制阳,肝阴不足,则肝阳上亢,致妊娠眩晕、围绝经期诸证,常用一贯煎加鳖甲、龟板、夜交藤以养肝阴、平肝阳;

"柔"即养血柔肝,妇女由于经、孕、产、乳,数伤于血、肝血不足、冲任血虚,进一步导致闭经、月经量少、不孕症、胎动不安等证,通过养血柔肝、培补经源,慎用行气破气之品,恐悖女子之生理特点。

(4)病证结合,审因论治

张良英教授临证思路开阔,辨病审证精确。治病立足于在调整机体阴阳平衡的基础上,辨证与辨病相结合,专病专方、专药治疗,同时多渠道给药,投剂切中肯綮,辨证辨病相结合,疗效显著。张良英教授指出辨证是中医的灵魂,辨证是中医施治的依据,可以指导立法处方。中医辨证建立在中医学整体观念的基础上,治疗上强调因时、因地、因人制宜,把病与人、人与大自然密切地结合成一整体,因此中医通过辨证来认识疾病是全面的、符合生物学规律的。辨病即清楚诊断病名,是西医认识疾病的特点,是以病因学、病理学、生理学、解剖组织学为基础,以现代理化检查手段为依据,并根据各种症状和临床特点而做出的相应诊断,它是建立在现代自然科学发展基础上形成的认识疾病的方法,因此诊断比较确切。张良英教授通过辨证辨病相结合,从不同方面来认识疾病的本质,同时主张积极借鉴现代医学技术,寻求诊治疾病的最佳方法,提高诊疗水平。强调无论是妇科常见病还是妇科疑难杂病的诊断,辨病与辨证结合尤其重要。以妇科"血证"而言,女性生殖道出血性疾病,是多种妇科疾病的共同症状,但处理方法及原则却不尽相同。病证结合具体表现在以下三方面。

1)抓住特点以辨病。张良英教授认为妇科疾病虽然错综复杂,但就其症状而言,仍具有一定的特点,她在长期的医疗实践中总结出妇科疾病临床常见三大症状,即阴道流血、腹痛及盆腔包块,在诊病时可抓住这三点进行辨病。

阴道流血:是妇科疾病中最常见的共有症状。辨血证要全面考虑,注意病史、流血时间、流血的多少及时间长短,流血与月经的关系,血中有无组织排出,流血与伴随症状,如腹痛、肿块、昏厥、发热等。其他情况如用药、避孕措施、工作、生活、家庭情况等。同时还要检查了解血液来自何部位、生殖器官有无病变等。

腹痛:下腹部的疼痛,张良英教授认为辨痛应注意几点:一辨腹痛的轻重缓急,痛势缓而轻者病情不重,痛势急而重者病情不轻,临床上盆腔慢性炎症、良性肿瘤、盆腔静脉瘀血综合征等病,表现为下腹疼痛时轻时重,反复发作,而异位妊娠破裂或流产、堕胎小产、卵巢囊肿破裂或扭转引起的腹痛,则表现为突发下腹剧痛难忍;二辨腹痛的时间,下腹疼痛若发生于经期或月经前后,多属痛经,若发生于平时,多为炎症,发生于术后,可能为感染或粘连;三辨痛与兼症,腹痛兼阴道流血,多见于痛经、子宫内膜异位症、流产、异位妊娠等。腹痛兼有白带异常,多为盆腔炎症所致,腹痛兼有包块,常见于子宫内膜异位症、卵巢囊肿、炎性包块、异位妊娠、肿瘤等病;四辨痛的性质与部位,异位妊娠破裂为难以忍受的撕裂样剧痛,盆腔炎症常为持续性隐痛,痛经和子宫内膜异位症多是阵发性痉挛性绞痛,流产时常为阵发性坠痛,下腹正中痛反映子宫的问题,如流产、痛经、子宫内膜炎,下腹一侧痛则说明该侧为病灶所在,如输卵管妊娠破裂、附件炎、卵巢囊肿扭转,下腹广泛性疼痛及压痛见于盆腔化脓性感染及内出血。

盆腔包块:对盆腔包块的诊断,张良英教授指出应抓住病程、包块大小、质地、活动度及伴见症状进行辨病。首先要区分包块的良恶性,一般病程短、包块生长迅速、质地坚硬、活动差、伴有消瘦、出血、腹水等症的患者,要警惕恶性病变,而病程较长、包块生长缓慢、质地较软、活动好的包块多为良性。根据伴随症状可大致诊断疾病,如子宫肌瘤多伴月经过多,子宫腺肌瘤或腺肌症多伴痛经,卵巢囊肿多伴下腹胀痛等;其次,就盆腔包块的生长部位而言,临床常见的有:生长于子宫的多为子宫肌瘤、子宫腺肌瘤、癌肿,生长于附件一侧的多为卵巢良性囊肿、内膜囊肿、畸胎瘤、炎性、陈旧性宫外孕、癌肿等。再就包块的性质而言,实质性的多为恶性肿瘤、畸胎瘤,半实质性的多见于炎性包块及陈旧性宫外孕,囊性感的为囊肿、积液或出血。

总之,妇科疾病中阴道流血、腹痛及包块可单独出现,也可同时出现,在临床中以三症(征)入手,可以提纲挈领,方便辨病,具有很好的实用价值。

2)重视整体突出辨证。张良英教授临证之所以强调辨病,是因为妇科疾病具有急重的特点,如崩漏大出血、流产不全、异位妊娠破裂内出血、生殖器官恶性肿瘤等,如果不及时治疗,会危及生命,因此无论中医辨证还是西医辨病,均应十分清楚,以免延误病情;而中医辨证是整体观思想的集中体现,要结合年龄、病史、发病因素、体质、环境、饮食习惯、用药等因素综合考虑,并分析其病机所在、正邪关系、预后转归等,从现代临床角度出发,还要结合西医观点及检查结果,进行辨证;中医的证反映了疾病的一般规律,所以在许多妇科疾病中可见同一证型,即"异病同证",而每个妇科病有其特殊性,一个病又可见不同证型,因此又要在辨病的基础上辨证。如肾虚证,许多妇科疾病均可见肾虚证,临床导致肾虚的原因有先天肾气不足及后天损伤肾气,如多次流产、房劳过度、长期服用避孕药等,检查多发现子宫发育不良或卵巢排卵障碍;从发病机制看,肾虚可致天癸发育迟缓,冲任亏虚,引发月经不调、闭经、崩漏等多种月经病,也可因冲任不固而出现胎漏、胎动不安、堕胎小产、滑胎等多种妊娠病,还会由于肾虚不能摄精而致不孕;此外,肾阴虚可致阴虚火旺,肾阳虚可致气化不利,水湿内停而出现相应病证;肾虚临床证候表现有以下症状:头晕耳鸣,腰酸腿软,月经稀少甚至闭经,或月经紊乱,屡孕屡堕或日久不孕,肾气虚者兼有小便频数或夜尿多,精神不振,舌淡苔薄,脉沉细,肾阳虚者兼见畏寒肢冷,小便清长,肾阴虚者兼手足心热,颧赤唇红,舌红少苔,脉细数。

(5)吸纳新知,衷中参西

源于张良英教授九年中西医科班学习生涯,工作中又先后在云南省第一人民医院进修西医妇科、在昆明市妇幼保健院进修计划生育手术、参加过"全国中西医治疗宫颈癌学习班",不断吸纳西医妇科计划生育、妇科癌症有关新知识,提高了诊断准确率,降低了误诊误治率。

例如,面对患宫颈癌者,中医妇科医生若没有西医妇科基本知识或知识陈旧,则易误诊为阴道炎、赤带而延误治疗的最佳时机,甚至危及生命。因此临证主张中西合璧,融会贯通,以中医理论为指导,以临床疗效为标准,积极探索新的妇科疾病诊疗方法,善用中西医两法解决妇科疑难问题,临证做到审证求因,重视疾病发生的因果关系,以及女性年龄与疾病的关系等。善于吸取并运用妇科现代医学诊疗技术,承古治今,兼容并蓄,在治疗方面,张良英教授既充分发挥辨证施治之长,又重视现代医学,特别是对于异位妊娠破裂、盆腔包块破裂或卵巢囊肿蒂扭转等危急病症,力主现代医学手术治疗,以尽快清除病灶,确保生命安全;而对于较大的子宫肌瘤、卵巢囊肿等盆腔肿瘤也不主张中医保守治疗;对于子宫内膜增殖引起的阴道大量出血,主张在中药对证治疗的同时立即行清宫诊刮术,内膜病检可使增殖的子宫内膜尽快脱落而止血,避免因内膜脱落缓慢,流血时间延长,导致气血亏虚、体质下降,又可排除子宫内膜恶性疾病;对于输卵管阻塞或通而不畅导致的不孕患者,在经过中医药辨证施治无效后主张进行子宫腔输卵管碘油造影术、通水术或晶氧,同时配合中药治疗可以促进通畅受孕;在治疗子宫内膜异位症、盆腔炎、盆腔静脉瘀血综合征等病时,在常规使用西药的同时配合中药内服及中药保留灌肠,使药物直接作用于盆腔病灶,清除瘀滞、痰饮、湿热等病邪,促进癥瘕、炎性因子、瘀血消散,疼痛消除,提高疗效。张良英教授认为,在辨证论治的同时,还应充分利用现代科学技术,对疾病进行检查和诊断,从而提高疾病诊断准确率,如B超、CT、核磁共振等。对于某些无症可辨的疾病,更应该借鉴西医的检查手段,寻求病因,以便对因治疗,提高临床疗效。如部分无症可辨的月经不调,则应借助查性激素及B超判断是否为多囊卵巢综合征或高泌乳素血症。无症可辨的不孕症,应做子宫输卵管碘油造影或晶氧检查判断是否为输卵管原因所致等。

张良英教授认为,不断吸纳新知,衷中参西,才是中医妇科发展的方向。

(6)遣方用药,精简考究

张良英教授的经验精华,主要在于辨证的准确与治法方药之精妙。在处方的配伍和药物的剂量上颇能体现医家的功力。

1)补肾调周,顺应用药。整个月经周期存在阴阳消长、气血变化,阴阳气血的变化有一定的规律性。肾主封藏,肝主疏泄,在脏腑、天癸、冲任的调节下,子宫具有定期藏泻的功能,因而形成有规律的月经。在月经期,血海蓄极而溢,故阴血偏盛;经后血海已泄,阴血偏虚;经过半月左右的调整补充,阴血渐复,阴极则阳生,此阴阳转化之机,正是孕育之"真机""的候"。其后阳气渐长,阳极而阴生,阴血盛,血海满,如已受孕则聚血以养胎,若未受孕则血海溢而行经。根据月经周期的阴阳消长和转化的节律,张良英教授因此提出分期调治的原则:经前期,在阴盛阳生的基础上,阴阳二气滋长,冲任气血充盛,为种子提供着床孕育的基地,或为月经来潮做准备;行经期,血海满盈而下溢胞宫,月经来潮,此时冲任胞宫气血变化急骤,经血以下行为顺,故用药以调理气血为主,如张良英教授所创的调经方、痛经方等,均体现了经期理气活血、顺应经血下行的用药特点。对于经期流血量多者,也必须让其畅通2~3日后,方可止血,以避免止血留瘀;经期后血海空虚,阴精不足,此期用药以补肾养血滋阴为主,如补肾方就最常用于此时;待阴血渐复,则在滋阴之方中稍佐滋阴益元之品;经间期,阴精充盛,精化为气,阴转为阳,是月经周期中的一次重要转化,标志着排卵即将到来,在此期用药宜阴阳双补并酌加理气药,如补肾方加茺蔚子帮助排卵等。

2)组方精当,合理用药。张良英教授在长期的临床实践中,总结出一些宝贵的经验方,用之治疗妇科病有显著疗效,如止崩汤止血、痛经方止痛、保胎方保胎、消炎方消炎止带、消瘤方消瘤等。张良英教授的验方均有一个共同的特点,就是药味不多,精当合理,颇具实用性。以调经方为例,药物组成如下:当归、川芎、赤芍、丹参、枳壳、苏木、桂枝、牛膝、甘草。其中当归、川芎、赤芍养血活血,枳壳理气,苏木、桂枝、丹参活血通经,牛膝引血下行,甘草调和诸药,专门针对经期特点而设。是气滞血瘀证的治疗主方,各种月经病前后也可用本方调理,如对经量少者经期可增加血量;对月经推后、闭经者,可用调经方催经,对月经前后诸证,如经行头痛、经行口糜、经行发热等,用调经方加味可以缓解经期不适症状,此外痛经方、助孕Ⅱ号方均以此方为基础加减而成。再看止崩汤,此方是张良英教授治疗妇科血证常用的验方之一,由黄芪、党参、白术、怀山药、升麻、白芍、熟地黄、阿胶、海螵蛸、续断、益母草、甘草等十二味药物组成,黄芪、党参、升麻益气升提、摄血止血,熟地黄、白芍养血,阿胶滋阴止血,白术、山药、续断健脾固肾,海螵蛸收涩止血,益母草祛瘀止血,还可加强子宫收缩,甘草调和诸药,还可加入赤石脂、芡实等止血药,如出现厥脱证,必须加用独参汤或用中药针剂参附注射液、参麦注射液等,若流血时间已长,可加入炒蒲黄,方中诸药各司其职,共同达到治疗目的。

止崩汤用于阴道流血量多或时间长的症状,如月经过多、经期延长、崩漏、产后恶露不绝等,其与调经方同属治疗妇科血证的方子,一为止血,一为活血,临床根据妇科血证中的不同疾病,或某一疾病的不同阶段,可配合使用。再一个验方是消炎方,此方药仅七味,由苍术、茯苓、赤芍、炒黄柏、车前子、茵陈、甘草组成,其中苍术、茯苓健脾燥湿,赤芍清热凉血化瘀,黄柏、车前子、茵陈清热利湿,甘草调和诸药。张良英教授指出,湿热之邪导致的妇科疾病,有因湿热下注、损伤带脉、带脉失约发为带下病、阴痒、阴肿等;有因湿热之邪阻碍气机,气滞则血瘀,湿热瘀互结,发为妇人腹痛、癥瘕、不孕症等病。消炎方即张良英教授专为湿热下注所致的妇科疾病而设,故临床运用较广泛,使用过程中灵活加减即可。有湿毒者,可加入蒲公英、金银花、紫花地丁等;对于带下病、阴痒、阴肿等病,配合用地肤子、蛇床子、土茯苓、白鲜皮等药组成的妇科外洗方外洗,常可获得满意疗效。从上述验方可以看出,张良英教授不仅有深厚的理论功底,而且善于在临床实践中不断摸索,组方用药,合理精当。

(7)重视基础,四诊合参

张良英教授治学严谨,尤其重视基本功,强调作为一名医生,病历的书写至关重要,这既是对患者负责,也是保护医生的有力证据,同时还是衡量医生专业水平的标准,可以从病历史看出医生的知识水平及外源知识的深度,这直接关系到诊治的效果。妇女固有经、带、胎、产、乳的生理特征,故妇科病历的书写有别其他专业,既要简单明了,又要重点突出。对年龄、婚否应重视,因妇女在不同年龄段,根据天癸的至与竭,对所患疾病诊治不同;已婚和未婚患者在疾病的判断及选择治疗、检查手段不同。主诉应包含主要症状、发病时间、严重程度;现病史需从发病开始叙述、详述发展过程、诊断治疗情况及经过,张良英教授强调应重视以下几点:首先是月经与阴道流血关系,末次月经,必须详问记录。其次是宫外孕破裂与受孕位置有关,基本功应掌握,以防误诊误治。如峡部妊娠在30~40天,也有30天破裂,宫角妊娠一般3~4个月破裂,壶腹部妊娠一般50~60天破裂。这些易被临床医生忽视,导致误诊,使患者面临生命危险,应引起注意,在问诊记录时,一定要问清月经史,借助尿 HCG、B 超等辅助检查进行诊断,并详细记录,以免误诊。这些都要求医生有扎实的基础知识,方能做出判断。白带应注意白带的性状、颜色、质地、有无伴随外阴痒;包块应注意部位、性质、大小、生长速度;疼痛应重视部位、程度、性质、诱因与月经的关系;月经史注意初潮年龄、经期、末次月经、末前次月经、经期、周期、有无血块、有无痛经史等。大多数原发性不孕症,会有初潮迟滞、月经稀少、闭经症状。出血者,特别是绝经后阴道出血,应考虑生殖器恶性病变;生育史应询问产次、引产(或早产)、流产情况及计划生育措施;妇科检查:外阴有无红肿、炎症、色素退化,前庭腺有无肿大及脓肿,处女膜有无破裂,尖锐湿疣等;阴道:黏膜有无充血,出血点,溃疡,新生物,分泌物,阴道有无畸形,穹隆有无弹性;宫颈:大小,形状,肥大,炎症,纳氏囊泡,外形有无外翻、裂开,有无赘生物;子宫:大小,位置,硬度,活动度,压痛情况;附件:正常时摸不到,注意有无增粗、增厚、压痛、包块。疾病诊断时还应结合相关检查,如 B 超、性激素六项、子宫输卵管碘油造影、宫腔镜、腹腔镜等。

望、闻、问、切是中医传统的诊断方法,张良英教授主张四诊时要结合妇科疾病特点及现代检查手段,可以更好地辨病求因。四诊运用于妇科领域也有其特点及针对性,详细问诊,以便对疾病做出初步判断。对月经及妇科症状或某一疾病,也要通过问诊才能明确其出现的时间、程度、性质及诊治经过等。切诊用于妇科,包括了切脉、腹部检查及妇科检查。以对妊娠脉的治疗为例,由于孕后血聚于下以养胎元,为满足胎元的需要,血脉充盈,故六脉均出现滑数有力之象,这和现代"孕妇体内血流量比平时增加 30%"的观点是一致的,张良英教授常据此判断胎元及治疗情况,脉象滑数有力,表明胎元发育正常及治疗有效,反之则预后不良,充分体现了中医的诊病特色。此外,妇科检查也是切诊的重要组成部分,一般初诊患者均例行妇检,可以了解生殖器官有无病变及畸形,有时对疾病的诊断有很大帮助,如生殖器官畸形会出现月经迟至、不孕或复发性流产等;宫颈糜烂会出现带下病,宫颈息肉或阴道炎症会引起经期延长或不规律阴道流血;附件增厚、压痛提示附件炎,后穹隆触及痛性结节提示子宫内膜异位症等。

(8)重治未病,调畅情志

《黄帝内经》曰"是故圣人不治已病治未病,不治已乱治未乱,此之谓也。夫病已成而后药之,乱已成而后治之,譬犹渴而穿井,斗而铸锥,不亦晚乎",《金匮要略》云"上工治未病,见肝之病,知肝传脾,当先实脾",这都指出预防的重要性。张良英教授认为近年来发生率居高的妇科病可以通过预防来减少发病率。充分重视疾病预防的重要性及心理健康的必要性,不良的情绪刺激对患者有害,对疾病的康复也无益处,张良英教授在妇科诊治中,非常重视"治未病",做到未病先防,即病防变,病后防复,贯穿于疾病隐而未显、显而未成、成而未发、发而未传、传而未变、变而未果的全过程,强调在亚健康状态时,就应该重视疾病。

张良英教授强调年轻女性应尽量避免过早性生活,避免未婚先孕,从而降低输卵管阻塞概率及宫内膜受损程度,减少不孕症、滑胎的发病率,从而维护社会稳定和家庭和谐;而围绝经期综合征妇女由于工作压力、家庭责任、婚变等因素易致更年期症状加重,严重者症状持续时间延长,每一个阶层的人都不一样,而且越处在高层,生活和工作状态就越紧张,更年期症状越明显。要预防本病,就要正确认识这是每个女性必须经历的生理过程,故应学会调整心态,可减轻症状。随着自然环境的破坏及食品的污染、工作压力增大和情志不遂使妇科肿瘤(子宫肌瘤,卵巢囊肿,恶性肿瘤)发病率居高不下。针对这些,张良英教授强调要调畅情志,科学掌握健康知识和饮食知识,减少避免盲目进补,盲目食养、药养,可预防和减轻这类疾病的发生率;针对妊娠及产后忧郁症发病率逐渐增高的情况,应该帮助育龄期的妇女正确认识女性必须经历的妊娠变化及产后情况;同时,性早熟亦不容忽视,20世纪70年代之前,这种现象在临床上非常少见,而现在的独生子女,家庭环境优越,饮食是性早熟重要的原因之一,过度进补、过食垃圾食品均可导致性早熟,故应避免不良食品的摄入,从而降低本病的发病率。卵巢早衰的患者逐渐呈现年轻化趋势,多见于城市白领女士,与压力、劳累、情志刺激以及盲目减肥等有关,导致卵巢过早衰老;多囊卵巢综合征亦与饮食、情绪、压力有关,在预防时均应合理膳食,调畅情志,适度运动,起居有节,积极治疗各种月经病。上述疾病严重影响女性的身心健康,给家庭和社会造成严重的影响,并耗费巨大的医疗资源,而这些病是可防可治,且防重于治,如临证中张良英教授对不孕症及滑胎的"未孕先防,孕后保胎"的经验说明了预防在妇科治疗中的重要性,也是治未病思想的集中体现。

另一方面,情志致病与其他病因病机有明显的不同,外感六淫之气,多伤及经络营卫之形体,饮食不节会损伤脾肾,疲劳过度又会削减肾水,虫兽会损伤局部肌肤筋骨等,而七情病因,多伤及脏腑气机,造成气机紊乱,形成"身心俱病"。妇女在生理上具有"经、孕、产、乳的特点",每个生理时期均离不开血,血是维持正常经、孕、产、乳功能的物质基础。每经历特殊生理时期时,均耗伤血,故妇女常处于血不足的状态。同时,妇女又易受到情志所伤,情志致病会伤及相应的脏腑导致肝郁、气滞。气为血之帅,气滞则血瘀,最终又导致与经、孕、产、乳有关的各种疾病。故张良英教授临证非常重视心理疏导与疏肝理气同用,综合治疗,首治"神",将中医心理疗法贯穿在疾病治疗的始终,达到"治未病"。

(9) 免疫疾病、脾肾论治

张良英教授在临证中注意到免疫因素与许多妇科疾病的发生、发展、诊断、治疗效果有着密不可分的关系,尤其是不孕症、流产、妇科肿瘤、围绝经期综合征、带下病等均与免疫有关。

《素问·上古天真论》曰:"女子七岁……七七任脉虚,太冲脉衰少……"张良英教授据此理论认为,天癸充足,月经才能正常来潮,到 50 岁左右,天癸竭而经断。在整个女性的发育过程中,肾气起着极为重要的作用。肾为先天之本,元气之根,主骨藏精。肾中精气的盛衰,主宰着人体的生长发育及生殖功能的成熟和衰退。天癸是促进人体生长发育和生殖的物质基础,为先天之精,藏之于肾,受后天水谷精微的滋养,脾为后天之本,气血生化之源。人体发展到一定时期,肾气旺盛,肾中真阴不断得到充实,天癸逐渐成熟。《黄帝内经》又言"正气存内,邪不可干",也就是说正气盛则防御力强,病邪不容易入侵。妇科疾病种类繁多,变化各异,可概括为经、带、胎、产、杂五大类。其病因虽杂,亦多责之于肾脾。

1) 免疫性不孕。免疫性不孕是近些年研究的焦点。据报道,不孕症中,20%~40%是免疫因素引起的,而近些年最受关注的是抗精子抗体阳性。当精液中免疫抑制因子缺乏或妇女在月经期、子宫异常出血、人工流产吸宫术后,或患有生殖道炎症时进行性生活,都会使精子抗原的吸收增加,并通过女性生殖道破损影响膜上皮屏障进入上皮下的淋巴细胞,引起生殖道局部或全身免疫反应合成 AsAb。

张良英教授在结合西医诊断的基础上,通过多年的临床实践,考虑到肾及冲任与女子月经、妊娠的关系最密切,"肾气盛则天癸至而促使任脉通,太冲脉盛,月事以时下,阴阳和而能有子",认为本病的发病机制是肾气亏虚,冲任不足,不能摄精成孕或孕而不育。抗精子抗体阳性患者多因先天禀赋不足,或房事不节,或因流产引起冲任损伤,或起居不慎,感受外邪,损伤肾气,冲任虚衰,以致不孕。在临床中抗精子抗体阳性患者多有腰膝酸软、头晕乏力、耳鸣等肾虚表现。或偏于肾阴虚,或偏于肾阳虚,或阴阳俱虚,本病初期多偏于肾阴虚即肾精亏损,以致冲任血少,胞脉失养,不能凝精成孕;日久阴损及阳,则肾阳亦亏虚,冲任失于温煦,不能摄精成孕;或阴阳俱虚而致不孕。根据"虚则补之"的原则,治疗应着重滋阴补肾、调冲助孕,增强免疫力。张良英教授拟助孕Ⅲ号(详见不孕症)治疗本病取得了良好的疗效。该方适用于免疫性不孕,尤其对抗精子抗体阳性效佳。

2) 滑胎。近年来,滑胎的发病率呈逐年增高趋势,其病因复杂,生殖免疫研究表明,其中抗心磷脂抗体(ACA)与反复自然流产关系密切。ACA 对滑胎患者具有直接的致病作用,观察到 ACA 阳性的滑胎患者多表现为肾脾两虚,治疗从肾脾论治多获良效。"肾主生殖""胎荃系于脾",滑胎与肾脾的盛衰密切相关,肾与脾,先天与后天,相互资助,相互促进,共同维持胎孕的正常发育。治疗滑胎应以补肾健脾为法则。肾中先天之精决定胎元的禀赋,后天之精可供胎元生长,肾精充足,则胎有所系养;脾气健运,气血充沛,气以载胎,血以养胎,所以,补肾健脾、固养胎元,是防治 ACA 阳性滑胎的重要原则。

3)妇科肿瘤。女性生殖器肿瘤有良性和恶性之分,常见的良性肿瘤有子宫肌瘤、子宫腺肌瘤、卵巢子宫内膜样肿瘤等,常见的恶性肿瘤有宫颈癌、子宫肉瘤、子宫内膜癌、卵巢癌等,是威胁女性生命的重要疾病。张良英教授认为,人是一个整体,而肿瘤的形成、生长过程是机体内邪、正气斗争消长的过程。当机体受到内因的影响或外因的侵袭,也就是人体内部环境稳定性及机体内外相对平衡性遭到破坏的时候,致癌因子就能起作用而导致肿瘤形成,并使肿瘤得以浸润、扩散和转移。引发疾病的内因不外正气虚弱、脏腑失调、气血失和及七情内伤等,外因则主要指六淫之邪和疫疠之气,其中正虚又是最重要的。另外,患者在患肿瘤病之后,耗伤气血,日久因病致虚,更导致正气亏虚。故中医有"积之成也,正气不足而后邪气踞之""正气虚则成岩"的说法。治宜先审身形之强弱、病势之缓急而治之,若气血衰弱,不任攻伐,病势虽盛,当先扶正气,而后治其病;若形证俱实,宜先攻其病也。因脾肾为先后天之本,而正气的盛衰与气血的盈亏均与脾肾有密切关系。张良英教授以此为理论依据,衷中参西,提出妇科良性肿瘤治疗时应攻补兼施,即在活血化瘀、软坚散结消癥的同时健脾补肾。自拟消瘤方(详见癥瘕),临床获效明显。对于恶性肿瘤,其治疗以手术、放疗、化疗等为主,术后中医治以健脾益气,扶正祛邪,主要提高机体免疫功能、增强自身抗病能力,达到抑制肿瘤生长复发、提高生活质量的目标。常用补中益气汤或人参养荣汤加减治疗。经多年临床观察,该方可延长寿命,提高生存及生活质量。

4)围绝经期综合征。对于围绝经期综合征患者,无论症状轻与重,此期妇女免疫功能均处于减退状态。因此期妇女神经内分泌失调影响免疫系统,同时免疫系统功能下降必然影响神经内分泌的改变。提高患者免疫力,增强抗病能力,具有一定的意义,本病的发生与绝经前后的生理特点有密切关系。妇女 49 岁前后,肾气渐衰,天癸将竭,冲任二脉虚衰,月经紊乱而至绝经,生殖能力降低而至消失。在此生理转折时期,部分妇女由于体质、产育、疾病、营养、劳逸、社会环境、心理、精神等因素,不能协调此生理变化,使得阴阳平衡失调而导致本病。

"肾为先天之本"，又"五脏相移,穷必及肾",故肾阴阳失调,每易波及其他脏腑,而其他脏腑病变,久则必然累及肾,故本病之本在肾,常累及心、肝、脾等多脏、多经,致使本病证候复杂。又因妇女一生经、孕、产、乳,数伤于血,津血同源,故临床上肾虚患者又以肾阴虚证居多。张良英教授治以补肾滋肾,疏肝调肝,健脾和胃,调理气血,自拟更年Ⅰ号(详见绝经前后诸证),随证加减,每获良效。

5)辅助生殖技术。中药在辅助生殖技术方面有不可忽视的作用,其研究思路是因母体免疫系统在胚胎不同时期采用不同的排斥机制,从种植前到种植完成时期以细胞免疫反应机制为主,在种植完成后则细胞免疫反应和体液免疫反应机制共同作用。灵活运用中医药针对性辅助治疗能够改善子宫内膜状况,增加种植成功率。临床以补肾健脾为准则治疗此类患者,常用熟地黄、淫羊藿、仙茅、枸杞子、女贞子、桑寄生、续断、菟丝子等,从而增强机体的免疫力,明显提高种植成功率。

(10)同症异治,异病同治

辨证论治,是中医诊治疾病的特点,它有一整套理法方药的理论原则,而理法方药的一致性,关键在于辨证。张良英教授认为辨证是治法与方药的根据,通常所说的"随证治之""依法治之",就是这个意思。同病异证异治,异病同证同治,主要是抓住机体反应的"证",证同则治同,证异则治异,同一种疾病由于病因、病机以及患者个体反应的差异,发展阶段的不同,可以出现不同的"证"。

1)同症异治。多囊卵巢综合征、卵巢早衰、高泌乳素血症三病(症),临床多以闭经、闭经－泌乳、月经后期、排卵异常、无排卵性不孕等为就诊原因,看似同病,但在临证中治疗各异。

多囊卵巢综合征是临床常见、多发、疑难病之一,治疗有一定难度,颇为棘手。临证辨治要点有二:一是痰湿证,多见于体质肥胖或素体痰湿之妇人;二是肾虚证,多见形体瘦削、乳房发育欠佳或月经迟至者。本证多因先天禀赋不足或房劳多产致肾虚,本病特点为月经稀发甚至闭经,闭经后形体肥胖或先肥胖后形成闭经,闭经者通常兼有先天禀赋不足而出现虚实兼症。张良英教授临证中常化痰通经、益肾消脂,方用化脂调经方随证加减。肾精充盈是卵子发育成熟的前提,肾精亏虚致卵子难以发育成熟,是排卵障碍的根本原因。肾阳亏虚,排卵缺乏内在动力,阳主乎动,卵子发育成熟而释放的原动力来自肾阳的鼓动,肾主生殖,在肾—冲任—天癸—胞宫轴的控制和调节中有重要的作用。对于本证,治以补肾健脾,兼行气活血调经,自拟补肾Ⅰ号随症加减(见月经不调)。张良英教授认为,本病分为虚实两证,虚证为肾虚、冲任失荣、血海空虚不能按时满溢而致闭经,实证为痰湿阻滞胞宫胞脉,经络不畅,经血不能顺达宫腔而致闭经。按虚实证,张良英教授自拟的经验方化脂调经方及补肾Ⅰ号要在非经期服,而月经应至未至时则用自拟经验方调经Ⅰ号(详见月经不调),兼痰涎多而欲呕者可加姜半夏化痰止呕;经前头晕如蒙,或情绪异常者加菖蒲、郁金开壅宣闭;大便不通者枳壳易枳实行气通便,或加全瓜蒌调肠通便。

卵巢早衰在育龄妇女中的发生率有逐年升高趋势,且向低龄化发展。卵巢早衰是指妇女在40岁以前卵巢功能衰退出现闭经,伴有低雌激素和高促性腺激素状态的疾病。中医学虽然没有"卵巢早衰"这个病名,但其相似证治散见于"月经过少""月经后期""闭经""血枯""年未老经水先断""不孕""带下过少"等病之中。卵巢早衰呈年轻化趋势和部分患者工作压力大、长期精神紧张或生活作息不规律有关,其病机主要有虚实两个方面:虚者多肝肾不足、气血虚弱、阴血亏虚,冲任失养,胞宫胞络空虚,血海不能按时满溢所致;实者则为气滞血瘀、痰湿阻滞致脉道不通,经血闭阻而不行。本病使患者未老先衰,给夫妻生活带来莫大的难言之苦,尤其对未育者更是痛苦万分,长此以往,身心受损,从而产生悲观、抑郁、焦虑、恐惧、低落等情绪,对生活失去信心,继而出现不同程度的肝郁气结之象。由于病多虚损,日久难复,阴损及阳,阳损及阴,阴阳互损,脏腑相生相克,脏腑与气血津精又互相影响,互相依存,故该病错综复杂,往往虚中夹实,实中夹虚,虚实夹杂,无论是肾脾亏虚,还是肝郁血瘀,最终导致天癸竭,肾气衰,任虚冲衰,胞宫失养,发为卵巢早衰。张良英教授以补肾活血法为治疗原则,自拟抗衰方,处方:熟地黄、党参、山茱萸、白芍、续断、肉苁蓉、制何首乌、女贞子、当归、覆盆子、黄精、香附、炙龟板、炙甘草、川芎、菟丝子,兼阳虚者加巴戟天、淫羊藿。在临床治疗中,一般以本方为基础,根据辨证分型加减用药,均取得良好的效果。本方以补肝肾、养气血、理气活血为主,既滋肾阴又补肾阳,使阴道分泌物增多,性欲增强。全方为气血阴阳交补之剂,使肾气得充,精气和调,经血俱旺,冲任得养,天癸泌至,血海渐盈而经期可复,月经自调。

高泌乳素血症,"溢乳闭经综合征"为其西医学病名,临床特征为闭经或月经紊乱、溢乳、不育等,本病可属中医"闭经"范畴。张良英教授认为本病与肝肾脾胃功能失常、冲任督带损伤密切相关。其病机多为阴虚肝旺、热结胞络、阻滞经脉致病,为虚中夹实之证。胞宫为奇恒之府,"六腑以通为用",又气血为病,当顺其气而调其血,培其本而资其源。治疗上或清或通,或固或涩,不拘一法一方,随证加减。自拟调经回乳方,处方:小茴香、生麦芽、当归、生地黄、白芍、川芎、川牛膝、郁金、鸡血藤、石菖蒲、穿山甲片。便秘者加大黄。方中四物汤养血调经,川芎香燥有上窜之弊,加牛膝引血下行,通利下焦;大黄不仅能祛下焦积滞,又能祛瘀生新,寓攻于补;元代罗天益血极膏,一味大黄治妇人干血经闭,被称为"妇人之仙药";穿山甲片散血中之滞,通经络之闭;鸡血藤气清而香,补血和血,宣通经络;郁金顺气开郁,活血调经;小茴香、麦芽健脾下气,回乳消胀,具有抗泌乳素分泌的作用;菖蒲辛温芳香,通脑髓而利九窍,除痰湿而宁心神。全方养血活血,通脑利窍,顺气舒络,退乳通经。

高泌乳素血症、卵巢早衰、多囊卵巢综合征虽然均有闭经、无排卵不孕症状,但病机及发病机制各异,故治疗方法应该不同,即"同症异治",这也充分说明中医治病,辨证论治是其精髓。从现代医学角度来看,多囊卵巢综合征是卵巢内卵泡太多,卵泡发育或排出异常,卵泡黄素化等;而卵巢早衰是不到绝经年龄卵巢功能减退或衰竭,根本就无卵排出。故治疗有别,临床需仔细辨别,论治方能获效。

2)异病同治。补中益气汤是调理脾胃的名方,源于李东垣《脾胃论》一书,主治脾胃气虚、中气不足、气虚下陷等多种病证。临证中张良英教授应用此方游刃有余,灵活多变,疗效卓著。常巧用补中汤治疗前置胎盘、子宫脱垂、盆腔静脉瘀血综合征,经多年经验总结,临床验证,疗效确切。

前置胎盘(Placenta Previa),是指胎盘附着于子宫下段或覆盖在子宫颈内口处,位置低于胎儿先露部,则称为前置胎盘。前置胎盘是妊娠中期、晚期产前出血的主要原因之一。前置胎盘属祖国医学的"胎漏""胎动不安"范畴,张良英教授认为前置胎盘的分期以在什么期就称什么期前置胎盘更为确切合理。如妊娠中期称"妊娠中期前置胎盘",妊娠晚期称"妊娠晚期前置胎盘",而在妊娠中期以前因胎盘尚小,可称为"妊娠早期低位胎盘"(常可发展为中期、晚期前置胎盘)。如果早期明确诊断,积极的中医药治疗及适时的分娩,能明显降低流产率和围产儿死亡率。本病病因病机主要有两个方面:①多因子宫内膜炎、瘢痕子宫或多次宫腔操作史以致胞宫气血受损,孕卵未能在正常位置着床所致;②母体素体气虚,或孕后过劳,忧思耗气,气以载胎,气虚胎难以载故胎盘低置。气为血之帅,气虚不能摄血,故阴道流血,而胞胎系于肾,肾旺则胎得固,故张良英教授治疗本病的关键在于补气升举提托,益肾固胎止血,使气足胎得以载,肾旺则胎得以固,善用补中益气汤加菟丝子、枸杞子、当归、白芍、阿胶(烊化)、续断、杜仲、桑寄生等。妊娠中期、晚期的中央性前置胎盘常容易导致严重的大出血。在大出血期间,如不能迅速、有效地止血,常会导致气随血脱,危及母子生命。此时,止血防脱为当务之急,因此,应急送往医院配合西药止血治疗。对于孕中期、晚期阴道流血,张良英教授强调一定要早期做B超,早期明确诊断,积极治疗,坚持服用中药,必要时中西医结合治疗,预防前置胎盘孕妇大出血,降低早产及流产率。另外,根据妊娠中晚期子宫下段向上扩展、胎盘位置亦随之上移的机制,要守方服用至分娩,因而后期可用补中益气丸继服,候胎胞自复其位。但需提醒的是,本病是产科危重病症,在治疗时要严密观察阴道出血量,如反复出血而出血量又多于月经量,就必须中西医结合治疗,危及生命的则需随时终止妊娠。补气升举是治疗前置胎盘的基本大法。当然,在此基本大法的前提下,还须结合临床,根据不同病证,灵活加减变通,方能取得最好疗效。

子宫脱垂虽然对生命威胁并不大,但却严重影响患者的生活质量。中医又称"阴挺""阴脱""阴痔"等,本病病因病机为气虚下陷或肾虚不固,不能摄提子宫,导致子宫脱垂。本病以虚证为主,脾肾两虚夹杂型多见,单一的脾气虚及肾虚证较少。诊治本病应注意脱垂的程度,Ⅱ度以下脱垂采用中医治疗较佳,Ⅲ度以上需做盆腔复位治疗。此病既因劳力举重,气虚下陷,故治疗应"下陷者升而举之",采取补虚固脱之法。根据辨证论治原则,治疗"不越乎升举、固摄、益气之法"。方用补中益气汤加味。应用本方治疗Ⅰ度、Ⅱ度子宫脱垂均有显著疗效,其关键在于黄芪用量一定要大,超过30g,否则无效;升麻3~6g即可,过量易致肝阳上亢,劫损肝阴,耗伤中气。在整个治疗过程中应注意休息,避免增加腹压的活动,禁房事及负重远行,以提高疗效,预防复发。

盆腔静脉瘀血综合征是引起妇科盆腔疼痛的重要因素之一,也是一种严重影响妇女身心健康的疾病,多见于30~50岁的经产妇女,以慢性下腹部及腰骶部疼痛、劳则加剧,伴极度疲乏为主症的妇科常见疾病。因其症状与慢性盆腔炎相似,故易被误诊为慢性盆腔炎或慢性附件炎而久治不愈,该病是目前比较常见的女性内生殖器官疾病。本病属于妇科多发病、疑难病,中医无盆腔静脉瘀血综合征病名,据其症状、体征应属"妇人腹痛""痛经"的范畴。张良英教授认为本病多因妇女劳作过度或忧思多虑耗伤脾气,或素体脾气不足或早婚早产耗伤肾气,气虚血瘀,瘀血阻滞胞宫胞络,不通则痛,本病属本虚标实之证。在治疗中须标本兼顾,尤以治本为要,如果一味活血,恐正气更伤,加重病情,特别是病程较长者,常须健脾补肾,益气行血,通络止痛。张良英教授常用补中益气汤加枳壳,方中重用枳壳。若腹痛甚者,加乌药、延胡索化瘀止痛;盆腔有包块者加三棱、莪术、鳖甲、半枝莲化瘀散结;腰酸不适加菟丝子、杜仲补肾壮腰;乳房胀痛者加川楝子。禁忌负重、过累、房事过度、饮食生冷油腻之物等。

张良英教授临证重视异病同治,异病同证同治,有是证用是方。前置胎盘、子宫脱垂、盆腔静脉瘀血综合征三病虽表现不同,属于三个不同的疾病,但病机一致,同属脾肾两虚、气虚下陷、中气不足、升举无力而导致,故治疗以补中益气汤为主,补气升阳,固脱举陷,经多年经验总结,临床验证,疗效确切,是中医辨证思维及异病同治的具体体现。

成功病案分享

案1:李某,女,35岁,结婚10年。

初诊(2015年2月13日):以"结婚10年,未避孕未孕3年"就诊,平素夫妻性生活正常,Lmp:2015年2月7日。

生育史:0-0-1-0(2011年自然流产1次)未避孕。

辅助资料:男方:36岁,精液分析正常。女方:2年前行"输卵管晶氧"检查提示:双侧输卵管通而不畅。

四诊合参:精神萎靡,面色晦暗,语声低微,体弱,舌质淡红,苔薄白,脉弦细。中医诊断:继发不孕;予助孕Ⅱ号3剂(月经干净后3天服,每天2次,每剂药2天)和六味地黄加桑葚子(排卵前后服,每天2次,每剂药2天)。

二诊(2015年3月11日):服药后无不适,Lmp:2015年3月10日,量少,自觉神倦乏力,脉弦细;予自拟调经Ⅰ号(经期服),六味地黄汤加桑葚子、肉苁蓉(经后服)。

三诊(2015年7月29日):服上方后"停经47天,腰坠胀不规则流血2天"就诊。患者自诉Lmp:2015年6月13日,于2015年7月7日尿妊娠阳性,2015年7月15日阴道出现少量流血,治疗后出血停止,现感腰坠胀,小腹隐痛。辅助资料:2015年7月22日本院B超示:宫内早孕约5+周。

中医诊断:①先兆流产;②早孕。治疗予保胎Ⅰ号加炒酸枣仁、茯神;4剂。

四诊(2015年8月12日):孕2个月,以"先兆流产"复诊。服上药后未见阴道流血,腰部坠胀减轻,小腹无隐痛,睡眠质量明显提高,仍感乏力,纳差,余无其他不适,继用上方加减,后顺产一健康女婴。

案2:安某,女,2岁。

初诊(2014年12月2日):宫外孕保守手术后3个月,要求孕前调理,月经史:12岁初潮,6~7天/28~45天,Lmp:2014年11月22日,月经量少,偶有痛经;生育史:0-0-4-0(婚前人流1次,2012年4月,孕2月余人流1次,2013年1月,孕2个月胎停清宫,2014年8月,左侧输卵管妊娠手术保守治疗);既往史:2013年7月4日免疫检查(-);染色体检查(-),2014年1月行宫腔粘连分离术,2014 年 6 月 5 日妇科 B 超:左侧卵巢多囊样改变,2014 年 8 月行左侧输卵管妊娠手术保守治疗,2014 年 12 月 1 日输卵管晶氧检查:右侧输卵管通畅,左侧输卵通而不畅。

中医诊断:①宫外孕后调理;②复发性流产。治疗予人参养荣汤 4 剂;助孕Ⅱ号 3 剂。

二诊(2015 年 1 月 13 日):服药后无不适,要求继续调理。Lmp:2014 年 12 月 19 日。治疗予助孕Ⅱ号 3 剂(月经干净后 3 天服,每天 2 次,每剂药 2 天);六味地黄丸加味 4 剂(排卵前后服,每天 2 次,每剂药 2 天);

三诊(2015 年 3 月 9 日):孕前调理 4 个月后复诊,服药后无不适,Lmp:2015 年 2 月 23 日,自觉近半月小腹隐痛,房事或劳累后加剧,伴白带量多、色微黄。予查阴道 B 超,结果示:盆腔积液。治疗予助孕Ⅰ号加桑葚子 4 剂,助孕Ⅱ号加甲珠粉 3 剂。

四诊(2015 年 5 月 5 日):孕前调理 5 个月,诉月经量仍偏少,余无特殊,2015 年 5 月 4 日,B 超:宫内膜 0.5cm,盆腔积液。Lmp:2015 年 4 月 21 日。男方精液检查:正常。治疗予助孕Ⅰ号 4 剂,助孕Ⅱ号 3 剂。

五诊(2015 年 6 月 1 日):停经 41 天,自测尿妊娠阴性。Lmp:2015 年 4 月 21 日。治疗予调经Ⅰ号 2 剂。

六诊(2015 年 7 月 14 日):停经 32 天。Lmp:2015 年 6 月 12 日,尿 HCG(+);血 HCG:1 290IU/L;血 P:53.02nmol/L。诊断:早孕。治疗予保胎Ⅰ号 4 剂(每天 2 次,每剂药 2 天)。

七诊(2015 年 7 月 28 日):停经 46 天,无腹痛、腰痛,无阴道流血。B 超示:早孕 6 + 周,血 P:43.53;血 HCG:68 258IU/L,治疗予保胎Ⅰ号 4 剂;后顺产一男孩,体健。

案 3:杨某,女,33 岁。

初诊(2015 年 3 月 16 日):以体外受精及胚胎移植术(IVF - ET)3 次失败,第 4 次术前调理"为主诉。月经史:11 岁初潮,6 天/28～30 天,Lmp:2015 年 3 月 3 日,月经量适中,血块(+),偶有痛经,生育史:0 - 0 - 3 - 0(1 次人工流产,2010 年 IVF - ET 术后左侧输卵管部妊娠,2014 年 IVF - ET 术后右侧输卵管妊娠),手术史:2010 年行左侧输卵管妊娠终止术并切除,2014 年行右侧输卵管妊娠终止术并切除。

中医诊断:IVF - ET 术前调理;治疗予六味地黄汤加八珍汤加菟丝子、桑寄生、杜仲 4 剂。

二诊(2015 年 3 月 19 日):服药后无不适,欲于第二天行 IVF - ET 术。Lmp:2015 年 3 月 3 日,治疗予六味地黄汤加减 5 剂(月经后服,每天 2 次,每剂药 2 天)。

三诊(2015 年 6 月 10 日):第 4 次 IVF - ET 术失败,胚胎未着床,本月欲行第 5 次,要求调理,Lmp:2015 年 5 月 31 日,昨日检测排卵:子宫内膜:0.5cm,右侧可见优势卵泡:1.3cm×1.0cm,治疗守前方 4 剂。

四诊(2015 年 7 月 6 日):IVF - ET 术后 18 天,现症见:少腹隐痛,伴胃脘胀痛,未见阴道流血,西医给予雷诺酮治疗,诊断:早孕(移植成功),治疗予保胎 I 号,4 剂(每天 2 次,每剂药 2 天)。

五诊(2015 年 7 月 13 日):IVF - ET 术后 25 天,现自觉少腹隐痛减轻,昨日阴道少量流血,两滴净,伴纳差,恶心欲吐,余无特殊。诊断:同前。治疗:保胎 I 号加竹茹、砂仁 4 剂。

六诊(2015 年 7 月 20 日):IVF - ET 术后 31 天,无少腹隐痛,无阴道流血,仍觉纳差,恶心欲吐 2015 年 7 月 16 日 B 超示:①宫内孕约 6 + 周(双孕囊);②双卵巢囊肿,左侧 3.7cm×2.7cm,右侧 5.7cm×3.5cm。治疗:同前。后剖腹一男婴。

IVF - ET 作为生殖医学的重要组成部分,已经作为临床治疗不孕症的常规手段之一,从 1978 年第一例体外受精的后代在英国诞生以来,不孕症的治疗有了突破性的进展。

通过合法的手段获取相应数量和质量的精子、卵子,使原本在体内进行的受精过程变成在体外进行,然后将受精卵移植入体内,其间有三个关键因素:协调的内分泌、正常的卵巢储备功能、较好的子宫内膜容受力,三者缺一不可。

近年来,在临床实践中,不少患者因排卵障碍、卵巢储备能力下降以及内膜容受力欠佳,出现多次 IVF - ET 失败,故提出"一条龙"治法:取卵前相当于培种期,予助孕 I 号方,补肝肾益冲任;取卵期间予助孕 I 号方加丹参、桃仁、皂角刺,活血化瘀,促进优势卵泡的取出;取卵后胚胎移植前的治疗重心是"润地",予六味地黄丸加减,加速内膜增生,增强内膜黏附力;胚胎移植后相当于"育苗助长期",予保胎 I 号方,滋肾健脾,益气摄胎。经过这四阶段的一条龙治法,提高了受孕率,大大降低了流产率,还明显提高分娩率,值得临床借鉴。

跟国医大师孙光荣教授学习心得

孙光荣教授是我国中医药现代远程教育创始人之一,是国家中医药管理局"八五"至"十二五"国家中医药事业发展规划、中医药文化发展中长期规划纲要以及国家中医药教育、科技、中医医院文化建设指南等的起草小组成员或主要执笔人、专题论证专家。先后公开发表论文 120 余篇、出版独著或合著学术著作 23 部,拓展了我国中医药学的研究思路与方法。

孙光荣教授至今已从事中医临床诊疗 50 余年,擅长中医内科、脑病、肿瘤、脾胃病、妇科等疑难杂症的治疗,对情志病及中医养生亦有精深研究。

长期以来,孙光荣教授一直秉持着中医药文化"以人为本、效法自然、和谐平衡、济世活人"的核心理念,治学、行医既善于正本清源,又善于开拓创新,提出培养新名医要达到明志、明德、明理、明术、明法、明业之"六明"的要求,被中医药学界誉为一代"明医"。

1. 中医临床家研修必须做到"四精"

1)精读经典:一本垫底,旁通诸家;

2)精通临证:一科独秀,旁通诸证;

3)精研师学:一师全承,旁通诸师;

4)精工授受:一术贯通,旁通诸术。

2. 新一代中医临床家研修要领

(1)把经典理论与临床实际相结合

熟读经典挈其纲,点睛之语切莫忘;

运用重点明思路,不在一药与一方;

娴熟一部常为用,各家学说时可参;

典型医案明经义,临证心得自显彰;

(2)如何抓住"观其脉证"的重点

辨证元素记心中,四诊最重基本功;

望诊本是第一诊,观其有否精气神。

(3) 辨识"知犯何逆"

主证切入莫彷徨,首先明辨阴与阳;
表里要辨舌与脉,寒热要询便与汗;
虚实须问眠纲泄,痛问喜按不喜按;
逆顺必观纳和出,生死凭脉看神光;
脏腑经络与时令,新病旧疾细参详;
风寒暑湿燥火虫,痰瘀郁毒食性伤;
审症求因明主从,知犯何逆必显彰。

(4) 选择有效方药"随证治之"

经方本是万方宗,方证相符立见功;
时方多是古验方,究明方旨古今通;
师承验方有奇效,东南西北不相同;
自拟新方要有据,切勿杂糅烂炸轰;
先定治则与治法,君臣佐使并然从;
最忌滥伐无过者,扶正祛邪要适中;
须知专病有专药,从顺其宜力更难。

(5) 在医案中体现自身特色优势

首重选题第一宗,疑难少新怪简凶;
疗效确切资料齐,引经释义意涵宏;
提要突出真亮点,案体叙述莫冲突;
重点凸显辨治难,方药精准要注意;
证候变化述亦变,变中要显思辨功;
全案精华是按语,千锤百炼莫放松;
心得启迪显特色,一个亮点全案红。

(6) 继承师尊的独有学术经验

中医历来重师承,受其衣钵求其真;
侍诊抄方入门径,整理提炼最为珍;
探明导师成才路,找准差距阙中求;
德学才识皆须学,非求一方一药灵;
临床重在思辨法,从何入手辨诸证;
组方用药何特点,习用何点最用心;

搜集案例详阐释,形成专著高徒成。

3. 中和医派学术思想简述

(1)中和思想

孙光荣教授倡行的"中和"思想认为,中和是机体阴阳平衡稳定的基本态势,中和是中医组方选药追求的最高境地。本《黄帝内经》"阴平阳秘,精神乃治"思想,孙光荣教授进一步指出,如果说"阴阳平衡"是机体稳态的基础,那么"中和"就是人体健康精气神稳态的具体描述,而"中和"也最能在人体气血和心理层面阐释人体的生理、病理特性。中华文化的灵魂是"和",中医医术的最高水平是"调",中医疗效的终极指标是"平"。"调"是指调整、调和、调理,重点是调阴阳、调气血、调气机升降出入,调的目的就是为了达到"中和"。孙光荣教授指出,中医疗病养生的要诀是上静、中和、下畅。临床学术观点是扶正祛邪益中和,存正抑邪助中和,扶正防邪固中和。临床基本治则是慈悲为本,仁爱居先,一视同仁,中和为基。临床思辨特色是调气血、平升降、衡出入、达中和。无论何种思路,针对表里、寒热、虚实、顺逆、生死均不舍阴阳总纲,亦离不开气血的"中和"。据此,孙光荣教授在临床中还注重三点:一是善调气血,二是善平升降,三是善衡出入。《素问·调经论》指出"人之所有,血与气耳",孙光荣教授认为血的"中和"是康健的关键,因"气为血之帅,血为气之母"。《素问·六微旨大论》曰:"非出入,则无以生长壮老已;非升降,则无以生长化收藏。"升降、出入是万物生长化收藏、人体生长壮老已的本质规律,升降出入平衡,则机体功能状态就趋于平和、有序,此乃治病及保健的根本。所以,孙光荣教授每每临症都会在调气血的前提下,注重平升降、衡出入,综合起来就是要"致中和",其遣方选药亦"谨察阴阳之所在,以平为期",从而以诊治之中和,达机体之中和。

(2)中和组方

孙光荣教授幼承庭训,继拜名师,勤求古训,博采众方,中医功底尤为深厚。经过长期临床实践,他达到了"心中有大法,笔下无死方"的境界,善用单方、复方祛顽疗疾,经方、时方尽为所用。

中医治病,当先审证求因,明确病机,然后确定治则治法,再遣方选药,如果"执医方以医病,误人深矣!"作为中医,背诵经典和汤头歌诀是基本功,没有这种基本的功夫,就无法行医;但是,疾病和证候是千变万化的,中医辨证论治的精髓就是因人、因时、因地制宜,大部分的"汤头"歌诀必须悉罗于胸中,但又要化裁于笔下,而不能墨守成方。因此,临证处方之时,孙光荣教授都会根据已经确定的治则治法,按照"君、臣、佐、使"的结构形式,对选用的基本方进行重组,并随证加减用药,巧妙地用古方治疗今病。既出于古方,又高于原方,一方中的,奇效非凡。粗看其方,每行三味药,每味药三个字,加上孙光荣教授苍劲的书法、同仁堂宫廷式的处方笺,只觉书写工整,古香古色,不知其中组方奥妙。仔细揣摩,每方四至六组药为一大方,君臣佐使,井然有序,每行一组药为一小方,相互佐制,布局严谨,虽不套"汤头",却方中有方,跃然纸上,独具风格。

如孙光荣教授自拟的临床基本"调气活血抑邪汤",临床擅长使用"对药""角药"加减,出入百变,达用药中和,求机体中和。一善于调气血;二善于平升降;三善于衡出入;四善于审中和,审机体中和,审诊疗用药中和。论生理病理,无论在脏腑、在经络、在皮肉、在筋骨,最终都离不开气血平衡稳态——"中和"。因此,调气血之人参、黄芪用来扶正益气,善活血的丹参用来理血,活补共用,丹参抵四物,组成"调气活血抑邪汤"之基本处方,率领加减诸药的中和团队,升降出入,调气机的消长机转,升清阳,降浊阴,达吐故纳新、求总体气血稳态的"中和"。

(3)中和应用

1)"中和"学术思想对中风病的认识。关于中风的病因病机,历代医家各有见解。中风首见于《黄帝内经》"血菀于上,使人薄厥",刘河间倡导"心火暴甚"致中风说,李东垣提出"正气自虚"致中风的观点,朱丹溪主张"湿痰化热",张景岳提出"内伤积损"的论点,李中梓将中风分为"闭证""脱证",叶天士阐明"经血衰竭,水不涵木"导致"肝阳上亢,内风时起",王清任又提出"气虚血瘀"学说,总之是不外风、火、痰、瘀、虚诸端。人体是一个有机整体,组织器官、津气血精液等都处在相互依存、转化、消长的动态平衡中,这种平衡的最佳状态即是"中和",并以此来维护人体正常的生理功能。一旦某种不良因素的影响超越了人体的承受能力,就会导致人体生理功能失调,从而呈现病理状态,即偏离"中和"。疾病越重,偏离"中和"的动态平衡也就越远。孙光荣教授认为,风病的发生,也是偏离"中和"的结果,其多由于年老体衰、元气不足、肝肾两虚、水不涵木、肝阳上亢,或情志不遂、气滞血瘀,或素体脾虚、生痰生湿、痰瘀互阻、脉道不利、每遇情志偏激,肝郁化火,阳化风动,气血上逆,上扰元神,神志不清而发为中风。在治疗上,孙光荣教授应用"中和"理论指导中风病的治疗,时刻把握调气血、畅气血这一关键点,善用人参、黄芪益气,丹参活血,把"中和"的配伍作为基础,而据舌脉辨证灵活加减用药。中风病程长,临床之治重在调,而不在"对抗"调,就是要因人、因地、因时制宜,调整、调和、调理,调阴阳、调气血、调理气机升降出入,直至机体达到动态平衡。用药上孙光荣教授多取平和之品,不求大辛大热、大补大泻。善用对药,或相互辅佐,或相互制约,灵巧机动,动静相配,升降互动,也体现出"中和"的思想。常用的药对如龙骨配牡蛎,收敛上升浮阳;石菖蒲配郁金,以祛痰开窍醒脑;山药配薏苡仁以健脾祛湿固本等。同时针对中风病后遗症病情缠绵的特点,孙光荣教授在治疗上善用"角药",即遣方用药多三药联用,以相须相使、相畏相杀、相互支持,三足鼎立,互为掎角。角药的选定常是来自经方或经验方的三味药衍生而成,使得用药更为中和,如黄连、半夏、瓜蒌皮,甘草、小麦、大枣,柴胡、黄连、半夏等。临床实践证明,角药在中风病治疗上,源于古方,又高于古方,更增奇效,体现了孙师用药贵在精、巧,讲究"中病即止""不滥伐无过",尽显孙光荣教授"中和"之医道。

应用"中和"理论诊治中风病验案举隅

张某,男,67 岁,退休教师。2012 年 6 月 24 日就诊。

初诊(2012 年 6 月 18 日):患者晨起头晕,继之全身麻木,右侧肢体出现跛行且语言不清。经 CT 检查,确诊为脑梗死(双侧)。经 1 周住院治疗,病情无明显改善。刻诊:右侧肢体跛行,言语不利,浑身无力,头沉麻木,似睡不醒,吐痰涎,舌肿大暗红,苔白腻,脉沉细弦。中医诊断:中风(气虚血瘀、痰阻清阳)。治宜益气化瘀、豁痰开窍、升清解语。

处方:黄芪 30g,丹参 12g,人参 15g,郁金 9g,石菖蒲 9g,川芎 12g,赤芍 12g,当归 15g,僵蚕 10g,地龙 12g,胆南星 10g,全蝎 5g,栀子 10g,菊花 10g,通草 9g,荷叶 10g。鲜竹沥水 30ml(分冲),生姜 5g,地龙 10g,牡丹皮 12g。每日 1 剂,水煎服。

二诊(2012 年 7 月 28 日):上方连续服用 30 余剂,患者自觉头脑稍清,精神好转,纳食增加,痰涎减少,睡眠可,行走明显好转。但觉无力,记忆力有所减退,舌淡胖、苔薄腻,脉沉细稍缓。证属气虚血瘀、肝肾不足、髓海亏虚。治宜滋补肝肾、益气化瘀、填精益脑。

处方:人参 15g,黄芪 30g,丹参 15g,牛膝 15g,杜仲 12g,续断 12g,熟地黄 15g,山茱萸 12g,山药 20g,川芎 12g,地龙 12g,制何首乌 20g,菟丝子 12g,补骨脂 12g,骨碎补 12g,桑螵蛸 10g,益智仁 10g,覆盆子 10g,羌活 10g,独活 10g。每日 1 剂,水煎服。

三诊(2012 年 9 月 15 日):上方连服 40 剂,患者说话较前清,但声音小,有时词不达意,走路较前有力,记忆力仍差,舌淡胖紫暗,脉沉细。辨属气虚血瘀、髓海不足。

处方:黄芪30g,人参12g,丹参15g,当归12g,地龙12g,白芍12g,玉蝴蝶6g,僵蚕12g,桔梗12g,诃子12g,全蝎5g,凤凰衣12g,制何首乌20g,黑豆30g,黑芝麻30g,黑桑葚30g,羌活9g,独活9g,甘草6g。每日1剂,水煎服。药进18剂后,患者诸症减轻。守方制水丸,每服6g,每日2次口服。经调治18个月,收痊愈之功。

本案确诊为脑梗死,并逐步进入后遗症期,恢复时间长,治疗不当有"复中"的可能。孙光荣教授从"致中和"出发,宗"既病防变"之旨,始终抓住本虚标实这一关键点。以中和思想为指导,标本兼治,以扶正为主,兼顾祛邪。扶正即益气补血、培补肝肾,填精荣脑;祛邪即活血化瘀,涤痰开窍,佐以升清。一诊的关键病机是气虚血瘀,故孙光荣教授拟调气活血抑邪汤化裁,治以益气养血、活血化瘀为主,辅以豁痰开窍、解语升清之法。方中重用黄芪益气升阳,气血双补,配地龙力专善行,周游全身,辅以川芎、当归、赤芍、丹参以活血通络;痰瘀阻窍,清阳不升,故以石菖蒲豁痰开窍,合郁金更助清心开窍;僵蚕、全蝎相伍增强祛痰散结之力;竹沥乃"痰家圣药",涤痰功专,与化痰祛瘀药同用,则豁痰效果更佳;栀子合通草,通三焦而引热下行,另菊花、荷叶均可助清阳之升,此正是"中和"思想之升降共施、求平之举。

二诊肝肾不足、髓海空虚为矛盾的主要方面,孙光荣教授在益气养血的同时,以滋补肝肾、填精益髓为主,辅以补气化痰之法。方中加入杜仲、续断相须为用,以补肝肾强筋骨;熟地黄、山茱萸、山药为"角药"相合,肾肝脾三阴并补而以肾阴为主;菟丝子、补骨脂、骨碎补为"角药"相须,温补脾肾,强筋壮骨,重在补阳;桑螵蛸、益智仁、覆盆子为"角药"伍用,共奏温肾助阳、固精缩尿之功;羌活、独活为"对药",长于升举清阳兼顾通筋络;加川芎、地龙为"对药",以促化痰通络,又体现了孙光荣教授注重"中和"之特色,使补中寓通,补中兼"舒",则可久服无弊。

三诊之后,病情趋于稳定,诊疗效果日渐增强,故孙光荣教授转以益气祛瘀、填精荣脑以促康健。

2)中和学术思想对不寐的认识。中和医派认为,万病乃气血失和。"不寐"一证,乃机体气血中和稳态失衡所致,或思虑过度、神明失安,或火盛扰心,或瘀血阻滞,或阴血不足、心脑失养等。正如"胃不和则卧不安"(《黄帝内经》)、"卫气不得入阴则气虚,故目不瞑"(《灵枢·大惑》)。肝胃和,心肾交,神安宅,睡眠好;否则,肝郁化火,痰瘀扰心,水火不济,气血亏虚,心神失养,都会导致气血平衡稳态失和,心神不宁而不寐。在此所讲的"不寐"泛指失眠,应包括"不得卧""不得眠""不眠""目不瞑""少寐"等睡眠障碍疾病。

"中和"医派治疗不寐的学术经验点滴

案1:赵某,男,26岁。

初诊(2010年9月10日):失眠,多梦,胃脘不适,双目酸痛。舌淡苔少,脉细缓。辨证:胃腑失和,心神受扰。治则:理胃降逆,养心安神。

处方:生晒参12g,黄芪10g,紫丹参10g,云茯神15g,炒酸枣仁15g,生龙齿15g,夜交藤15g,西砂仁4g,乌贼骨10g,荜澄茄4g,生甘草5g。14剂,水煎内服,每日1剂。

二诊(2010年10月8日):失眠,多梦,服前方后已改善诸多。双目酸痛,舌淡苔少,脉弦细。

处方:生晒参10g,黄芪10g,紫丹参10g,云茯神12g,炒酸枣仁15g,生龙齿15g,夜交藤15g,制何首乌15g,明天麻10g,西砂仁4g,乌贼骨10g,车前子仁10g,荜澄茄4g。14剂,水煎内服,每日1剂。半年随访,睡眠安好。

案2:王某,女,29岁。

初诊(2009年10月23日):血压低,头晕难寐,气短无力。舌淡苔少,脉弦无力。辨证:气血两亏,心肝失养。治则:养血以柔肝,补气以升清。治宜:调气活血抑邪汤加减。

处方:生晒参15g,黄芪15g,紫丹参10g,制何首乌15g,明天麻10g,北枸杞15g,云茯神15g,炒酸枣仁15g,合欢皮10g,阿胶珠10g,灵芝10g,生甘草5g。14剂,水煎内服,每日1剂。

二诊(2009年12月6日):服前方难寐头晕、气短无力均有好转,但仍有神疲乏力之感,夜尿稍频。

处方:生晒参15g,黄芪15g,紫丹参10g,制何首乌15g,明天麻10g,云茯神15g,炒酸枣仁15g,合欢皮10g,生龙齿15g,金樱子10g,覆盆子6g,车前子仁10g,益智仁10g,生甘草5g。7剂,水煎内服,每日1剂。

半年随访,睡眠安好。

孙光荣教授运用"中和"学术思想治疗不寐的经验探微

《素问·逆调论》曰"胃不和则卧不安",不寐乃胃气上逆,心神受扰。孙光荣教授则认为,此仅为其一。如案1,结合患者舌脉,心肝阴血亏虚阳旺之象尚明显,故治疗上二者兼顾,扶正和祛邪并举。二诊在此基础上增加了养血平肝明目的治疗药物。不寐一证,虽总属阳盛阴衰,阴阳不交,但此是其常。经云:"故重阴必阳,重阳必阴。"阴阳互根,气血相长,理所必然。此案即是气虚血无以生,血虚气无以长,终致血虚肝旺,阳无以潜,阴阳不能相感。治疗当补气以生血,补气以升清。气血互生,阴阳相长,而达到阴平阳秘,气血中和,失眠、头晕、气短等症得以平复。

在用药方面有几点值得研学:砂仁4g,量虽小,而意义重大,量大则辛燥扰神,而不利辛香走窜,调全方之力静"中和"。角药"人参,黄芪,丹参"之用值得玩味。云茯神、炒酸枣仁、夜交藤、制何首乌等对药的运用值得探讨。案1二诊方中的"车前子仁""明天麻""制首乌"之药的添加,案2中二诊与一诊处方中药物的区别,提示只有气血中和,脏腑中和,才能神安眠甜。案1、案2中处方中人参、黄芪、丹参之基本角药用量之区别和用量的变化,提示我们学会用药灵动圆机之法。

3)孙光荣教授"中和"学术思想对妇科病的认识。孙光荣教授认为,万病乃气血失和。女子以血为主,气顺血旺则经带调、孕育常。若因禀赋不足、六淫七情、房劳多产、饮食失节、劳逸过度等导致气血中和稳态失衡,则可发为妇科病,表现各异,治疗困难。

孙光荣教授根据自己几十年的临床经验,认为妇科病虽然病因不一,病机复杂,但总不离气血逆乱之宗,治疗唯有调理气血,使气充血安,月经自和,他病亦消。诚如张景岳所云:"治妇人之病,当以经血为先,而血之所主,在古方书皆言心主血、肝藏血、脾统血,故凡伤心、伤脾、伤肝者,均能为经脉之病。"因此,在诊治妇科病的原则上,孙光荣教授遵《素问·五常政大论》"上取下取,内取外取,以求其过""病在上,取之下;病在下,取之上",即上之病宜下取,下之病宜上取。心肝脾病,可致经带之病;经带为病,亦能伤心肝脾肾。故临证之时,应根据主诉,结合全身症状、舌脉,审证求因,治病求本,做到上下并调,内外合治,标本兼顾,攻补同施,而使脏腑顺安,气血畅通,机体中和,经带正常。

月经后期,又称"经期错后""经迟",指月经周期较正常推迟7天以上。可因血虚、阴虚、气滞、痰阻、寒凝、血瘀等引起营血虚滞,甚者伴经量过少,常可发展为闭经。

案1:经行延期,多思厌食,眠艰多梦,证属心脾两虚,痰瘀内阻,治宜益气健脾、养血安神,佐以活血通经。

童某,女,28岁。

初诊(2010年1月15日):月经延期2周,色深有块,多思,神难守一,尤厌冷食。舌淡红苔少,脉细稍数。辨证:心脾两虚,痰瘀内阻。治则治法:益气健脾,养血安神,佐以活血通经。

处方:生晒参12g,黄芪12g,紫丹参10g,益母草10g,法半夏7g,广陈皮7g,西砂仁5g,荜澄茄4g,佩兰叶6g,川杜仲12g,炙远志6g,石菖蒲6g,云茯神15g,炒酸枣仁15g,灵磁石10g,生甘草5g。7剂,每日1剂,水煎内服,每日2次。

二诊(2010年3月19日):服上方后已见效,月经正常,但春节后他症反复,现不寐,胃不舒,经期提前,舌淡苔少,脉细稍数。上方去荜澄茄、佩兰叶、川杜仲,加乌贼骨10g、鸡内金6g、夜交藤10g。服法同前。

三诊(2010年4月2日):服前方病情稳定,现多梦,夜咳,舌淡紫、苔薄白,脉弦细。前方去益母草、乌贼骨、西砂仁、鸡内金、灵磁石,加桑白皮10g、麦冬12g、宣百合10g、炙百部10g、白蔻仁6g。服法同上。

按:对于本病,朱丹溪提出"过期而来,乃是血虚,宜补血,用四物加黄芪、陈皮、升麻",此乃常理。孙师则根据患者多思厌食与眠艰多梦互见的特点,认为导致月经延期的根本是忧思伤脾,心神失养,虽"病在下",但宜"取之上",治疗重在健脾和胃以增纳化,养心安神以通经脉。正所谓不治而治,使脏腑功能正常,冲任气血调和,血海蓄溢有常,胞宫藏泻有时,月经行止有期。

4)孙光荣教授"中和"学术思想对崩漏的认识。崩漏是指妇女不在月经期,突然阴道大量下血,量多如注,或淋沥不断,前者称为"崩中",后者称为"漏下"。若经期延长达2周以上者,应属"崩漏"范畴,称为"经崩"或"经漏"。本病属妇科常见病,常因崩与漏交替,因果相干,致使病变缠绵难愈,成为妇科的疑难重症。历代医家都对崩漏专立门类进行论述,至今仍为妇科讨论、研究的重点。崩漏相当于西医学"无排卵性功能失调性子宫出血"。现代医学虽然对其病因研究较为透彻,但在治疗上始终应用激素止血及进行人工周期调节,虽然在用药期间可起到止血、建立正常月经周期之效果,但停药之后易反复发作,同时长期服用激素有明显的副作用。而中医药有多系统、多环节的整体调节作用,用于临床安全而有效。本病的主要病机是冲任损伤,不能固摄经血。引起冲任不固的常见原因有肾虚、脾虚、血热、血瘀、气郁、湿热等。本病以无周期性的阴道出血为辨证要点,临证时结合出血的量、色、质变化和全身证候,辨明寒、热、虚、实。治疗应根据病情的缓急轻重、出血的时间,采用"急则治其标,缓则治其本"的原则,灵活运用塞流、澄源、复旧三法。

案2:辛某,女,36岁。

初诊(2009年4月10日):经期紊乱,经血色黑有块,淋漓不断,白带量多。患者10年前人工流产后至今未孕。3月4日经来后至今未净,白带增多。舌淡红,苔少,脉弦数。专科检查:前位子宫,宫体大小:6.2cm×5.3cm×5.4cm,形态稍饱满,肌层回声稍欠均匀,后壁探及一不均质回声区,范围3.2cm×2.5cm,边界欠清晰,内膜线略向前偏移,厚0.9cm。西医诊断:子宫肌腺症。中医诊断:崩漏。辨证:肝肾阴虚,热扰冲任。治则:滋肾敛肝,益气止血。

处方:白晒参片15g,生北黄芪15g,紫丹参15g,云茯神15g,炒白术10g,当归片12g,炙远志10g,炒酸枣仁15g,龙眼肉10g,蒲黄炭15g,地榆炭15g,阿胶珠15g,山慈菇10g,蒲公英15g,生甘草5g,大枣5枚,生姜3片。7剂,每日1剂,分2次服。

二诊:血压高(舒张压高),头胀,晨起脐周疼痛,腰酸。舌红、苔少,脉稍数。

处方:石决明20g,川牛膝15g,法半夏10g,广陈皮10g,生北黄芪10g,益母草10g,当归片10g,炒白术10g,云茯神15g,炙远志6g,炒酸枣仁12g,龙眼肉10g,地榆炭15g,茜草炭15g,延胡索10g,三七6g,生甘草5g。7剂,每日1剂,分2次服。紫河车粉9g,每次3g,每日2次,冲服。

三诊:服上方后漏止已5天,晨起头胀,脐周不适,血压偶有升高。舌红、苔少,脉稍数。

处方:石决明20g,川牛膝15g,川杜仲15g,西藁本10g,正川芎6g,益母草10g,当归片10g,炒白术10g,云茯神15g,炙远志6g,炒酸枣仁12g,地榆炭15g,茜草炭15g,三七6g,龙眼肉10g,广木香6g(后下),大枣7枚,生鲜姜3片,生甘草5g。7剂,每日1剂,分2次服。

按:经云:"阴虚阳搏谓之崩",是言造成崩漏病机,责之于阴虚。本例崩漏患者的病机亦是肝肾阴虚,阴不敛阳,导致肝阳妄动,虚火干扰冲任二脉,使冲任失其开阖之常,致经血非时而下。肝肾不足则腰酸,阴不敛阳、肝阳妄动则头胀。另外,本例患者还有痰瘀之象,如白带多、经血色黑有块。因此,在滋肾敛肝、益气止血的基础上外加活血祛痰之品而收效。

案3:吕某,女,24岁。

初诊(2011年5月13日):漏证。自今年2月以来,月经淋漓不断,色红有块,少腹坠胀,经补气、止血治疗,疗效不显。舌红、苔少,脉弦且涩。辨证:气滞血瘀,热扰冲任。治则治法:理气活血,凉血止血。

处方:西洋参12g,生北黄芪15g,紫丹参7g,益母草10g,制香附10g,吴茱萸 10g,茜草炭 10g,蒲黄炭 12g,生地黄炭 12g,阿胶珠 12g,蒲公英 12g,延胡索 10g,黄芩炭 10g,川郁金 10g,生甘草 5g。7 剂,每日 1 剂,水煎内服,每日 2 次。

二诊(2011 年 5 月 20 日):服前方后,月经淋漓不断症状明显好转,现仍有少量咖啡色分泌物,少腹已不胀。舌红,苔少,脉细濡。上方去生地黄炭、延胡索、川郁金,加川草薢 12g、薏苡仁 12g、玉米须 6g、杭白芍 15g、制川厚朴 5g。服法同前。

三诊(2011 年 7 月 1 日):前方加减服用 1 月余,月经淋漓已止,现感心悸、腹胀。舌红、苔少,脉弦小。

处方:生晒参 12g,生北黄芪 10g,紫丹参 7g,益母草 10g,阿胶珠 10g,蒲公英 15g,蒲黄炭 15g,生地黄炭 12g,地榆炭 12g,杭白芍 12g,云茯神 15g,炒酸枣仁 15g,龙眼肉 10g,炙远志 6g,大枣 10g,灵磁石 10g,大腹皮 10g,生甘草 5g。7 剂,每日 1 剂,水煎内服,每日 2 次。

四诊(2011 年 7 月 22 日):服前方后,症状缓解,腹胀不显,月经至,5 日,色质正常。舌红,苔少,脉细缓。上方去杭白芍、大腹皮,加金银花 15g,服法同前。

五诊(2011 年 7 月 29 日):服前方后,月经淋漓反复,减少但未尽。舌红、苔少,脉细。

处方:生晒参 10g,生北黄芪 10g,紫丹参 5g,当归身 10g,云茯神 15g,炒酸枣仁 15g,炙远志 6g,龙眼肉 10g,大枣 10g,牡丹皮 10g,川郁金 10g,生地黄炭 10g,地榆炭 10g,蒲黄炭 15g,生甘草 5g,生鲜姜 3 片。7 剂,每日 1 剂,水煎内服,每日 2 次。服上方后月经淋漓已止,病情稳定。

按:本例患者经血非时而下,量少势缓,当属中医学"崩漏"之"漏证"。其经血淋漓不断,色红有块,少腹坠胀,脉弦且涩,乃因瘀滞冲任,血不循经,运行不畅,治宜活血祛瘀、固冲止血,此为"通因通用""反治"之法。而《丹溪心法》指出:"夫妇人崩中者,由脏腑损伤冲任二脉,血气俱虚故也。"故孙师方以晒参、黄芪、丹参为君,益气理血,提气摄血,其中丹参一味抵四物,乃活补同用之妙品;再选用阿胶珠补血止血,益母草活血调经,炭类药凉血止血;配合制香附、川郁金、延胡索等理气解郁,调经止痛,蒲公英、金银花、牡丹皮等清热凉血;并根据脾虚湿停而白带量多之标证,加用川草薢、薏苡仁、玉米须等分清泌浊,效果显著。后患者月经淋漓反复,时感心悸,腹胀,舌淡,苔少,心脾两虚证候明显。又据《丹溪心法》:"治宜当大补气血之药,举养脾胃,微加镇坠心火之药,治其心,补阴泻阳,经自止矣。"于是孙师把握病证关键,改用归脾汤加减,调理月余,终使经漏顽疾得以平复。

5)孙光荣教授"中和"学术思想对闭经的认识。女子年逾18周岁月经尚未来潮,或月经来潮后又中断6个月以上者,称为"闭经",前者称原发性闭经,后者称继发性闭经,古称"女子不月""月事不来""月信不行""经水不通""经闭"等。妊娠期、哺乳期或更年期的月经停闭属生理现象,不作"闭经"论。闭经的发病机制主要是冲任气血失调,有虚、实两个方面,虚者由于冲任亏败,源断其流;实者因邪气阻隔冲任,经血不通。导致闭经的病因复杂,有先天因素,也有后天因素,可由月经不调发展而来,也有因他病致闭经者。辨证重在辨明虚实或虚实夹杂的不同情况。治疗上,虚证者治以补肾滋肾,或补脾益气,或补血养阴,以滋养经血之源;实证者治以行气活血,或温经通脉,或祛邪行滞,以疏通冲任经脉。本病虚证多,实证少,切忌妄行攻破之法,犯虚虚实实之戒。

案4:文某,女,35岁。

初诊(2011年6月10日):自2010年春季以来,月经自行停止。现面色晦暗,消瘦,尿黄,寐差,口干。舌淡紫、苔黄,脉细涩。辨证:阴虚血瘀,冲任失调。治则治法:滋阴养血,通经活血。

处方:西洋参12g,生北黄芪15g,紫丹参10g,大熟地黄12g,阿胶珠10g,益母草15g,川郁金10g,制香附10g,大生地黄10g,赤芍12g,金银花12g,制何首乌15g,云茯神15g,炒酸枣仁15g,无柄芝3g,川红花10g,生甘草5g。7剂,每日1剂,水煎内服,每日2次。

二诊(2011年6月24日):服前方后,诸症好转,月经未至。舌淡红,苔白,脉沉细。上方去金银花,加北枸杞15g,服法同前。

三诊(2011年7月15日):服前方后精神转佳,少腹疼,下肢疼痛,月经未至。舌淡、苔白,脉细。

处方:生晒参15g,生北黄芪12g,紫丹参10g,益母草15g,制香附10g,川郁金10g,阿胶珠10g,延胡索10g,川牛膝10g,川红花10g,吴茱萸10g,生甘草5g。14剂,每日1剂,水煎内服,每日2次。服上方后月经至,继续调理2个周期,月经正常。

按:《景岳全书·妇人规》曰:"凡妇女病损,至旬月半载之后,则未有不闭经者。正因阴竭,所以血枯,枯之为义,无血而然。"闭经的病因主要有饮食不当、情志失调、寒湿内侵、劳伤产后等。而本案患者并无明显的上述发病因素,根据其病史、症状,结合舌脉,当属久病脾虚,气血生化乏源,肾阴不得滋养,冲任无血可下,表现为经闭、消瘦、舌淡、脉细。而正气虚极,必血流艰涩,甚至枯涸,而生瘀证,表现为面色晦暗、舌紫、脉涩。阴虚内热,心肾不交,则表现为口干,尿黄,寐差,舌苔黄。因此,本案闭经缘于阴血不足,血海无血,有如水库无水,若直接开闸并无经水满溢外泄。故治疗上,孙师用熟地黄、生地黄、阿胶珠生血补血,制何首乌、无柄芝、北枸杞滋肾养阴以储水,并用益母草、川红花、赤芍药等活血通经以开闸,随症加减用药。诚如《景岳全书·妇人规》所言:"欲其不枯,无如养营;欲以通之,无如充之。但使雪消则春水自来,血盈则经脉自至,源泉混混,又孰有能阻之者?"足以预见本病的远期疗效。

案5:贾某,女,25岁。

初诊(2009年7月9日):产后停经2年,不寐、纳呆1年。刻下症见:寐差,纳不香,恶油,脱发,消瘦,心烦,下肢无力,口干不引饮。舌淡、苔黄腻,脉细涩且沉。诊断:闭经。辨证:肝郁脾虚,心肾不交。治则:疏肝健脾,交通心肾,养血活血通经。

处方:生晒参10g,生北黄芪12g,紫丹参10g,川郁金10g,云茯神15g,炒酸枣仁15g,制何首乌15g,明天麻10g,益母草10g,法半夏7g,广陈皮7g,佩兰叶6g,阿胶珠12g,北枸杞15g,生龙齿15g(先煎),乌贼骨10g,怀山药12g,生甘草5g。7剂,每日1剂,分2次服。

二诊:服上方后,自感上症稍好转,但月经仍未至,怕冷,消瘦,无力,仍寐差,纳差。舌淡、苔黄润,脉细涩。上方改生晒参为西洋参;去法半夏、广陈皮、佩兰叶、北枸杞、怀山药、生甘草,加谷芽15g、麦芽15g、西砂仁4g、薏苡仁20g、芡实仁20g。因患者此时脾失健运之证明显,故加上此五药以助健脾之功,益后天之本。

三诊:月经未至,仍难寐,多梦,纳差,多汗,消瘦,腹胀,脚肿。舌绛,苔少,脉细涩。因患者脉有涩象,并出现水肿之象,随证调方,治以理气利水,活血调经。

处方:生晒参15g,生北黄芪15g,紫丹参10g,益母草15g,浮小麦15g,当归片10g,阿胶珠10g,川红花10g,乌贼骨10g,生龙齿15g(先煎),大腹皮12g,炒枳壳6g,制川厚朴12g,茯苓皮12g,合欢皮10g,川杜仲12g,冬瓜皮10g,车前子仁10g(包煎),谷芽15g,麦芽15g,鸡内金6g,生甘草5g。7剂,每日1剂,分2次服。

四诊:服上方后纳眠可,脚稍肿,腹仍胀,月经未至。舌绛、苔少,脉细涩。因纳眠已可,仅有肿胀,更方如下:

处方:生晒参15g,生北黄芪12g,紫丹参10g,益母草15g,鸡骨草12g,田基黄15g,薏苡仁15g,川红花6g,茯苓皮10g,赤小豆10g,车前子仁10g(包煎),麻黄根10g,制何首乌15g,阿胶珠10g,浮小麦15g,当归片15g,金樱子10g。7剂,每日1剂,分2次服。

服上方后,月经至,腹胀、脚肿消失,病情平稳。

按:不寐之因颇多,但缘于阳不入阴、心肾不交而致不寐者较为常见。诚如清代名医林佩琴《类证治裁·不寐论治》中所说:"阳气自动而之静则寐,阴气自静而之动则寤,不寐者,病在阳不交阴也。"产后耗血伤阴,阴虚内热,以致产后经闭;肝肾阴亏,心肾不交,血虚受风而脱发;肝郁脾虚,则纳差,恶油,消瘦,下肢无力。孙光荣教授采用水火两济、疏肝健脾法治疗是证,颇多效验。心火下交于肾水,肾水上济于心火,心肾阴阳交通,水火既济,则昼兴夜寐。《傅青主女科》云:"肾气本虚,又何能盈满而化经水外泄耶。"此方心、肝、脾、肾四经同治药也,妙在"补以通之,散以开之"而经水自调,正乃不治之治意也。

跟国医大师张震教授学习心得

张震老师是中医界西学中的资深学者,是我国中医证候学研究的先驱。从事中医临床诊疗和理论研究工作50余年,学术造诣精深,诊疗经验宏富,对辨证论治有独到的见解。张良英教授常教导我们"欲求临床疗效的提高,勿忘对病体气机之疏调"等。今就先生这方面之学术思想与具体诊疗经验中对自己的学习所得,整理研究汇报如下。

1."气机"是脏腑功能活动的集中表现

"气"是我国古代唯物观念中近似于物质的范畴,是构成宇宙万物的元素。中医学领域里的"气"大体是指体内不断运动变化着的精微物质与内脏器官的功能活动。所以古人云"气者人之根本也""气合而有形,因变以正名"(见《素问·六节藏象论》)。"机"是指事物发生、发展、变化、运动的关键,是生物体生命力活动的功能。

张良英教授认为,维系人体生、长、壮、老等系列生命活动之气,是由先天的"人气"(父母所授之肾中元气)、后天的"地气"(脾胃受纳的水谷之精气与悍气)与"天气"(由肺吸纳的天气中的清精之气)共同聚合而成的。此种"三合一"之气,在人体内又分化为众多的、各有职司的人体诸气,具有各自的运动方式与规律,最终形成一个相对平衡的多元矛盾统一体。所以中医学的"气机"基本上是人体生命力与脏腑功能活动的综合概括。在生理常态下,人体诸气处于协调有序的运动之中,"如水之流,如日月之行不休"(《灵枢·脉度篇》)。其总体运动规律不外升降、出入、消长与化藏。《素问·六微旨大论》云"升降出入,无器不有",又说"故非出入,无以生长壮老已;非升降,无以生长化收藏"。其"其流溢之气,内溉脏腑,外濡腠理"(《灵枢·脉度篇》)。而人体之气的出入升降、消长化藏等,又是通过脏腑间相互协调的功能实现的。升降平衡则气机条畅,化藏平衡则脏腑和谐,消长平衡则形气相得。于是人体之"舌能知五味,目能视五色,口能知五谷,鼻能知香臭,耳能闻五音"(《灵枢·脉度篇》)。就五脏的共同功能而言,又随其在体腔内所处的位置高低和性质特点而有所不同。一般位高者其气主降,位低者其气主升,从而形成"高下相召,升降相因"(《素问·六微旨大论》)的协调平衡常态。脏腑之间的共同特点则是五脏主入,"藏精气而不泻,故满而不能实",六腑主出,"传化物而不藏,故实而不能满"(素问·五脏别论),具体而言,肾水可上溉于心,则心阴得养;心火下降于肾,则肾阳得温。如此则水火交融,坎离既济,则人体阴阳协调,身心安泰,思维敏捷,睡眠正常。肺气以肃降为顺,肝气以升发为常,则人体呼吸平顺,情绪安宁等。脾居中土与胃相伴,职司运化水谷与水湿,为上下气机之枢纽,脾升清阳,胃降浊阴,从而使饮食水谷的消化吸收功能正常,使人肌肉丰满有力,头脑清快等。若气机郁滞,失其常道,则诸病易生。诚如丹溪所言:"人生诸病,多生于郁……郁者,结聚而不得发越也。当升者不得升,当降者不得降,当变化不得变化,此为传化失常,六郁之病见矣"(《丹溪心法》)。

2. 气机郁滞的病因病机与症状

(1) 郁的病因

导师张良英教授常说,人类正不断经受着来自社会和自然界的不良因素的影响,对人类健康产生了很大危害。随着生活节奏的加快,竞争的剧烈,部分人群的自我保护意识过强,追求诸事完美的人越来越多,极易忽视自身的心理卫生和个人情绪的适应性调节。于是较敏感之人常处于"百忧扰其心"的状态,每因夙愿难偿而情志不舒,至使气机郁滞之证的发病率上升。此可称为"原发性气机郁滞证",至于因患某种疾病久治不愈心情抑郁而导致者,则为"继发性气机郁滞证"。

（2）气郁的病机

五志过极,七情内扰,则阴血暗耗,失其滋润荣养之功,致肝之阴阳失衡;谋虑过度,心情不舒则肝气郁滞,疏泄失职,则易横逆肆虐,碍脾犯胃;气郁会酿热、化火、灼肺扰心;再度伤阴则可导致生风、动风;气滞会引起血瘀等一系列继发性病变,成为不少疾病的诱因或病机变化的重要因素。

（3）气郁的症状

气机郁滞之患者,常出现胸胁、乳房、脘腹、少腹胀满或疼痛,喜出长气,一次深呼吸后有片刻之舒适感,心烦易怒,睛胀口苦,头胀眩晕,二便排泄不爽,月经不调,经行不畅,性功能障碍,肢体麻木震颤等。

3. 疏调之核心是维护肝脏的正常功能

疏调气机的核心在于舒展肝气,恢复、调整、激活其正常的疏泄功能,以保持人体气机的条畅运行。因为肝在五行"属木",性喜条达而恶抑郁,肝又为"刚脏"。从汉字的形意结构看,张师认为,"月"旁为肉,"干"字似剑,好似人体内部的一柄肉质宝剑,而一剑在体便具有干预他脏活动的势能。当其处于正常状态时本可有疏畅情志、疏利气机、疏泌胆液、疏调月经、疏通三焦等作用。如"木能疏土"有助于脾升清阳、胃降浊阴,"肝合胆",胆液通利,则生化之源充沛,体内营养物质的代谢不受影响。肝又能"疏利三焦,通调水道",使"水津四布"滋润周身,维持人体水液代谢的正常进行。且因足厥阴肝经之络脉"过阴器",与生殖器官有联系,故可在一定程度上与男性阴茎、精关及女性外阴、月经等有关,涉及泌尿生殖功能。且肝又为"藏血"之脏,肝血充沛则肝体和柔、气机条畅,血运通顺、爪甲荣润、筋强力壮;肝主"谋虑",与精神、情志活动关系密切,肝功正常、心情舒畅则气机条畅、气血和调,有望缓解或消除由气机郁滞所造成的各种继发性病变和有关症状。此即疏调之核心或靶点所在,因此明代著名医家张介宾云:"行医不识气,治病从何据,明得个中趣,方是医中杰"(《景岳全书·传忠录论治篇》)。

4. 张震自创供化裁之基础方——疏调气机汤

简称"疏调汤",用于临床治疗已数十年,对多种疾病均有治疗作用。

（1）方药组成

柴胡 10g,香附 10g,郁金 12g,丹参 12g,川芎 10g,枳壳 10g,白芍 12g,茯苓 15g,薄荷 6g,甘草 6g。

（2）功能主治

本方具有舒肝解郁、疏畅气机、理气和血之功能，主治肝郁不舒、气机失调之证等。

（3）方义简析

方中柴胡味苦，性平、微寒，气味俱薄，入肝胆经。具有轻清升发，宣透疏达之功，兼有苦寒清泄之性，可升发清阳、疏解肝郁，条畅气血，是方中领衔治疗之"君药"。香附味辛微苦，性甘平，气芳香，无寒热偏胜，入肝经，能疏解肝郁，苦降肝逆，甘缓肝急，芳香走窜，是理气之良药，可通行三焦，尤长于除祛郁滞，使人体气行血畅。因此李时珍称其为"气病之总司，女科之主帅也"。郁金辛开苦降，芳香宣透，可行气解郁，为治郁证不可缺少之品，性寒又能清郁热，善入气分，行气导滞，能入血分以凉血破瘀，为血中之气药，且有利胆之功。上述香附与郁金均可增强柴胡之疏肝解郁的作用，三者共伍能协同增效，故用作方中之"臣药"。丹参味苦，其性微寒，苦能降泄，寒可清热，主入肝经血分，有活血祛瘀、通络调经、清心除烦等作用；川芎辛温，可活血祛瘀、行气解郁。张景岳谓："其气善散，主走肝经，气中之血药也……故能破瘀蓄，通血脉，解结气。"枳壳味苦，性微寒，长于破滞气、除积滞，能理气宽中，消除胀满；与柴胡配伍则一升一降，可调畅气机，升清降浊。白芍苦酸微寒，有敛阴、柔肝、补血、平抑肝阳之作用；与甘草配伍，则"酸甘化阴"，更能发挥其柔肝养血缓急之作用。茯苓甘淡而性平，甘能补脾，淡可渗湿，其性和平，补而不峻、利而不猛，既可扶正又能祛邪，可发挥标本兼顾、一药两效之妙。故茯苓、白芍二味同为方中匡扶正气之品。因此丹参、川芎、枳壳、白芍、茯苓五者均为方中"佐药"。薄荷辛凉，味芬芳，性疏散，能行气开郁，其梗尚有通络作用，有加强疏调气机之功；甘草性味甘平，能补脾益气、通行十二经，可使方中诸药补而不骤，泻而不速。故与薄荷同为方中之"使药"。

以上诸药共同配伍，散中有敛，速中兼缓。权制得宜，配合精当，既可行血中之滞气，又能解气中之瘀积，在消除郁结之邪的同时，又可在一定程度上匡扶正气，具有舒肝解郁、疏调气机、条畅血行的综合作用。药味配伍颇为贴切，临床治疗正确运用，效如桴鼓。

（4）药味加减

凡气机郁滞之患者，若同时伴有或出现以下证候者，当紧密结合其病变所属脏腑和具体病机，从实际出发，权衡轻重缓急，灵活选取具有针对性之药物加入本方以增强疗效。基础方中若有应予更换者，当精选互调可以增效之品取代之，当摒弃者则不吝删去，以保持方药组成之针对性与精炼性。

具体而言,如伴有气虚者,酌加黄芪、太子参、党参、山药、白术、大枣等;血虚者酌加当归、地黄、何首乌、阿胶、桂圆等;阴虚者加沙参、玄参、明党参、麦冬、黄精、女贞子、枸杞子等;阳虚者,酌加制附片、肉桂、鹿角霜、巴戟天、淫羊藿、补骨脂、益智仁等;虚热者,酌加知母、黄柏、地骨皮等;血热者,酌加生地黄、牡丹皮、紫草等;湿热者,酌加茵陈、薏苡仁、通草等;热毒者酌加金银花、连翘、蒲公英、败酱草等;胃气上逆者,以枳实易枳壳,酌加法夏、代赭石等;脾虚不运者,酌加白术、山药、谷芽、麦芽、鸡内金等;血瘀者酌加桃仁、红花等。

医案举例

案1:孙某,女,42岁,昆明人。

初诊(2010年12月2日):主诉:上腹胃脘反复胀痛5年,时轻时重,近2个月来胃脘胀痛明显加重,且以餐后症状更甚,还伴有恶心欲呕,两胁胀痛,遇忧思恼怒则病势加重。多次到医院治疗,用过"雷尼替丁""阿莫西林""香砂平胃颗粒""麦滋林"等多种药物,但收效甚微。现每天仍胀痛难忍,食后疼痛加重,神倦乏力,大便不畅。患者一般情况可,既往身体健康,未患过严重的急慢性疾病。望闻切诊:患者神志清楚,检查配合,面色略萎黄,体形瘦弱,腹部外形如常,未见包块肿物,上腹胃脘触及轻度压痛,腹肌柔软无反跳痛,肝脾未触及,胆囊区无压痛,皮肤黏膜无黄染瘀斑,二便如常,睡眠佳,舌淡红苔黄腻,脉弦涩。实验室检查及特殊检查无异常。

辨证分析:上腹剑突下胀痛,触之轻度压痛,且进食后加重,病位在胃。遇忧思恼怒而加重,并感两胁胀闷,乃肝气郁滞使然。病已5年,久病入络,并可挟瘀伴痰;加之郁思恼怒,肝气横逆,克脾犯胃,气机阻滞,胃失和降而现痛,感恶心呕吐。病久挟瘀伴痰,每病缠绵难愈,反复发作,证属肝气犯胃之胃脘痛挟瘀。

诊断:中医病名:胃脘痛(肝气犯胃证);西医病名:慢性浅表性胃炎。

治则:疏理气机,实则泻之。

治法:疏肝解郁,祛瘀化痰,和胃降逆。

处方:柴胡10g,白芍12g,枳壳15g,小茴香10g,陈皮10g,竹茹1团,法半夏10g,台乌10g,神曲5g,茯苓15g,石菖蒲10g,延胡索15g,香附20g,木香6g,川芎10g,郁金15g,苏梗6g,厚朴10g,丹参15g,薄荷6g,生甘草6g。3剂水煎服。

调护:①舒畅情志,合理起居;②调饮食,戒烟酒,食富于营养、易于消化的食物,避免进食辛辣刺激性食品;③劳逸结合。

二诊(2010年12月8日):服上方3剂后,上腹胀痛减轻,但两胁仍感胀闷不适,睡眠可,舌淡红苔薄白,脉弦,上方加佛手10g、枳实10g,续予3剂。

三诊(2010年12月14日):服药后,胃脘胀痛消失,两胁已无胀闷感,恶心、呕吐症状消失,可正常饮食,舌淡红苔薄白,脉缓,守上方3剂。

按:郁思恼怒,气郁伤肝,肝气横逆,势必克脾犯胃,致气机阻滞,胃失和降而疼痛,恶心欲呕。《沈氏尊生书·胃痛》云:"胃痛,邪干胃脘病也。……唯肝气相乘为尤甚,以木性暴,且正克也。"气滞日久或久痛入络,可致胃络血瘀。《临症指南医案·胃脘痛》说:"胃痛久而屡发,必有凝痰聚瘀。"故本案治疗以疏调气机、和胃止痛为主,兼予祛痰化瘀,审证求因,辨证施治。

案2:金某,女,60岁,云南人。

初诊(2010年11月26日):主诉:患者自诉口中泛酸已3年,加重1年,常伴恶心、胃脘及胸骨后灼烧疼痛感,时有上腹胀闷不适,两胁隐痛,心烦易怒,口苦口干。症状常在餐后或生气后出现,近来偶有胸骨后闷痛。曾多次到医院诊治,服用过"胃舒平""奥美拉唑"等药物,但效果不佳,今来诊治。患者平素身体健康,否认患过严重的急慢性疾病。望闻切诊:患者神志清楚,表情忧郁,面色萎黄,瘦高体形,腹部外观如常,未见包块肿物,上腹胃脘触之轻度压痛,腹肌柔软,无反跳痛,肝脾未触及,胆囊区无压痛。皮肤黏膜无黄染瘀斑,二便如常,舌红苔黄腻,脉弦数。实验室检查无异常,电子胃镜检查报告:①反流性食管炎(1级);②贲门部息肉;③胃体胃窦交界处多发息肉;④浅表性胃炎。

辨证分析:泛酸胃灼热3年,且伴脘腹两胁胀闷隐痛,恶心嗳气,症状常于生气后加重,酸为木味,两胁属肝,胀痛嗳气乃气失疏调之候。上腹胃脘及胸骨后灼热疼痛,口干口苦,心烦易怒,为火热作祟、胃气不和、应降反升,故见恶心欲呕,舌边尖红苔黄腻、脉弦数亦是肝郁胃热之象。

诊断:中医病名:吐酸(肝郁胃热证);西医病名:反流性食管炎,浅表性胃炎。

治则:调理气机,实则泻之,热则寒之。

治法:疏肝泄火,和胃降逆。

处方:柴胡10g,白芍12g,枳实15g,陈皮10g,竹茹1团,法夏10g,木香6g,波蔻10g,川芎10g,蒲公英15g,海螵蛸10g,郁金15g,夏枯草10g,谷芽20g,煅瓦楞子40g,浙贝母12g,苏梗6g,厚朴10g,丹参15g,薄荷6g,生甘草6g。3剂,水煎服。

调护:①舒畅情志,保持乐观;②调饮食,戒烟酒,食富于营养易于消化的食物,避免进食烫食及辛辣刺激性食品;③慎起居,适劳逸。

二诊(2010年12月2日):服上方3剂后,泛酸症状明显好转,胸骨后灼痛及恶心感减轻,但脘胁胀闷仍重,夜寐不安,心烦不宁,舌淡红、苔薄厚,脉细弦。守上方加佛手10g、薏苡仁30g、香附15g,予3剂,水煎服。

三诊(2010年12月9日):服上方药后,病情迅速好转,近三天来已不泛酸,上腹胃脘及胸骨后灼热感消失,脘胁仅隐隐发胀,心情愉悦,睡眠安宁,饮食及二便正常,舌淡红苔薄白。药证相合,守上方6剂。

按:反流性食管炎属于中医吐酸范畴,《素问·至真要大论》曰"诸呕吐酸,暴注下迫,皆属于热",《证治汇补·吞酸》云:"大凡积滞中焦,久郁成热,则木从火化,因而作酸者,酸之热也。"《寿世保元·吞酸》认为:"夫酸者,肝木之味也,由火盛制金,不能平木,则肝木自甚,故有酸也。"说明吞酸与肝气和热有关,多由肝郁化热犯胃、胃失和降所致,此是本病的基本病机,老师治疗本病重视其病机,以此为核心遣方用药,故收效甚佳。

跟罗颂平教授学习心得

罗颂平,博士,博士生导师,广州中医药大学一附院妇儿中心主任,中华中医药学会妇科分会主任委员,中国中西医结合学会生殖医学分会副主任委员,中国免疫学会生殖免疫学分会副主任委员,国家重点学科带头人,国家级教学团队带头人,岭南罗氏妇科流派传承工作室负责人。

女性从青春期开始具备生育能力,持续30年左右。女性最佳生育期在25~35岁,卵巢储备在35岁以后减少,生育力下降,不孕和自然流产的发生率增加。≥35岁的高龄未育女性,试孕6个周期未孕者,应进行系统诊治。高龄女性的生育力之所以下降可从以下方面解读。生理性因素:卵巢卵细胞数量减少,卵泡质量下降,黄体期缩短;病理性因素:自身免疫性损伤(免疫自稳功能异常),特发性卵巢功能不全(POI),代谢综合征、子宫腺肌症、子宫肌瘤。中医生殖理论:《素问·上古天真论》云:"女子七岁,肾气盛,齿更发长;二七而天癸至,任脉通,太冲脉盛,月事以时下,故有子;三七肾气平均,故真牙生而长极;四七筋骨坚,发长极,身体盛壮;五七阳明脉衰,面始焦,发始堕;六七三阳脉衰于上,面皆焦,发始白;七七任脉虚,太冲脉衰少,天癸竭,地道不通,故形坏而无子。"肾气充盛,天癸按期而至,冲任通盛,胞宫定期藏泻,则可正常孕育,肾、天癸、冲任、胞宫轴是女性生殖调节的核心。高龄不孕不育的中医病机:肾虚。肾主封藏,为先天之本,肾虚则天癸竭;脾虚——脾主运化,为后天之本,五七阳明脉衰;血瘀——瘀阻冲任、胞宫,枢机不利;脾虚痰湿——水湿失于运化,痰湿壅阻冲任;肝郁肾虚——藏泻失司,冲任不能相资;肾虚血瘀——天癸不充,气血运行不畅。高龄不孕不育的中医治疗:治疗原则:调理脾肾气血,先天与后天并重;预培其损——孕前治疗、孕后安胎;中药:汤剂、膏方、中成药;针灸:经穴刺激、艾灸;饮食调理:药膳。中医周期疗法:经后期——滋肾阴,养肝血;经间期——温肾助阳,调理气血,促阴阳转化;经前期——平补肾气,和调气血;月经期——疏肝行气,理血调经。

卵巢储备低下:临床特点:>35岁,月经量少,血清FSH>LH,或卵泡早期FSH>10IU/L,AMH低水平,B超提示子宫内膜不足8mm,促排卵治疗提示卵泡数目少,或优势卵泡<16mm;中医证候:肾虚,肝肾阴虚,脾肾阳虚。治法:补肾填精,益气养血;方药:归肾丸加鹿角胶、阿胶、黄精、淫羊藿、熟地黄、山茱萸、菟丝子、茯苓、枸杞子、当归、怀山药、炒杜仲;中成药:胎宝胶囊、复方阿胶浆、左归丸、坤泰胶囊;膏方:滋肾毓麟膏。

卵巢早衰:临床特点:<40岁,月经稀发、量少或闭经,潮热,多汗,烦躁,失眠,性欲低下,阴道干涩;血清FSH>40IU/L,E_2下降,AMH<1;子宫内膜菲薄,卵巢体积缩小;中医证候:肾虚,肝肾阴虚,脾肾阳虚,心肾不交。治法:补肾填精,养血宁心;方药:左归丸加当归、鸡血藤、淫羊藿、珍珠母、五味子、酸枣仁、熟地黄、山茱萸、山药、枸杞、牛膝、菟丝子、鹿胶、龟胶;膏方(或鹿胎膏)、饮食调养、情志疏导;配合针灸、足浴;维持月经:间断使用人工周期。

排卵后助孕治疗:临床特点:自然周期或促排卵周期,有优势卵泡;B超监测卵泡,确定排卵,了解子宫内膜厚度;治法:补肾健脾,益气养血。方药:滋肾育胎丸;归肾丸(熟地黄、山药、山茱萸、茯苓、当归、枸杞子、杜仲、菟丝子)加党参、阿胶、芡实。滋肾育胎丸——全国名老中医罗元恺教授的经验方;功效:补肾健脾,养血安胎。

处方:人参,菟丝子,阿胶,党参,白术,枸杞子,砂仁,杜仲,桑寄生,续断,巴戟天,熟地黄,制何首乌,艾叶,鹿角霜。

医案

向某,女,26岁。

初诊(2010 年 12 月 29 日):主诉:月经后期 10 年,停经 1 年。

16 岁月经初潮,周期欠规律,25～120 天不等,经期 2～7 天,经量少,色暗红,无血块,无痛经。近年来常用人工周期治疗。Lmp:2010 年 8 月 24 日(人工周期),烦躁,夜寐多梦,四肢欠温,带下少,性欲淡漠,小便频,大便 2～3 日一行。

舌红,苔白,边有齿印,脉细。

2010 年 12 月 30 日查 FSH:62.67IU/L,LH:17.33IU/L,E$_2$:59pg/mL。

孕产史:G0P0(有生育要求)。

妇检:外阴正常,阴毛偏少,阴道通畅,分泌物少;宫颈光滑,偏小;宫体后倾,偏小,质中,活动可,无压痛;双附件未扪及包块,无压痛。

诊断:卵巢早衰。

辨证:肾阴不足型。

治法:补肾填精,益气活血。

处方:当归 10g,川芎 10g,香附 10g,熟地黄 15g,赤芍 15g,丹参 15g,路路通 15g,牛膝 15g,白扁豆 15g,苍术 15g,郁金 15g,鸡血藤 30g。每日 1 剂,水煎服,14 剂。

中成药:胎宝胶囊、复方阿胶浆。

二诊(2011 年 1 月 12 日):量少,色暗红,舌红、边有齿印,苔白,脉弦。Lmp:2011 年 1 月 9 日。

处方:熟地黄、山茱萸、枸杞子、山药、杜仲、郁金、丹参各 15g,菟丝子 20g,石菖蒲、佛手、广藿香各 10g,鸡血藤 30g。

膏方:党参 150g,黄芪 150g,菟丝子 300g,山茱萸 150g,白术 150g,山药 150g,云茯苓 120g,熟地黄 150g,白芍 150g,当归 100g,黄精 200g,淫羊藿 100g,鸡血藤 300g,何首乌 150g,续断 150g,杜仲 150g,狗脊 150g,桑寄生 200g,覆盆子 150g,石斛 100g,女贞子 150g,广藿香 100g,丹参 120g,香附 100g,肉苁蓉 200g,另加阿胶 150g,西洋参 150g,红参 100g,蜂蜜 300g,黑枣 100g。

2011 年 6 月 22 复查 FSH:40.38IU/L,LH:11.77IU/L,E$_2$:<20pg/mL。

烦躁稍减,睡眠好转。继续治疗。

处方:熟地黄 15g,山茱萸 15g,菟丝子 20g,枸杞子 15g,山药 15g,巴戟天 15g,鸡血藤 30g,郁金 15g,石菖蒲 10g,丹参 15g,淫羊藿 10g,女贞子 15g。

2011 年 11 月 15 日就诊时月经仍不规律,经量少,但带下增加,舌质红,苔薄,脉细数。再次予以膏方:党参 150g,黄芪 150g,菟丝子 300g,山茱萸 150g,白术 150g,山药 150g,茯苓 120g,熟地黄 150g,白芍 150g,当归 100g,黄精 200g,淫羊藿 100g,鸡血藤 300g,何首乌 150g,续断 150g,杜仲 150g,狗脊 150g,桑寄生 200g,金樱子 150g,覆盆子 150g,石斛 100g,女贞子 150g,陈皮 60g,广藿香 100g,佛手 100g,丹参 120g,香附 100g,另加阿胶 150g,鹿角霜 100g,西洋参 100g,红参 100g,饴糖 200g,蜂蜜 300g,黑枣 100g。

2011 年 12 月 27 日就诊时已有规律月经,月经量中,有血块,月经期 5 天,诉经前乳房胀痛,舌质红、边有齿痕,苔黄腻,脉弦细。

处方:熟地黄 15g,酒萸萸 15g,菟丝子 20g,枸杞子 15g,山药 15g,巴戟天 15g,鸡血藤 30g,郁金 15g,石菖蒲 10g,丹参 15g,制远志 10g,盐牛膝 10g。共 14 剂。

中成药:逍遥丸,龟鹿补肾丸。

2012 年 2 月 29 日,月经第 2 天复查 FSH:16.89IU/L,LH:1.80IU/L,E_2:179.83pmol/L。

2012 年 4 月 11 日复诊时已停经 44 天,自测尿 HCG(+),B 超提示宫内早孕约 5+周。血 β-HCG:63 597IU/L,孕酮:70.34nmol/L,E_2:3464.48pmol/L。孕 39 周足月分娩。

按:"经水出诸肾",肾阴枯竭则天癸不充,冲任不盛,经水不行,当从源头论治,滋补真阴,"善补阴者,必于阳中求阴,则阴得阳升,而泉源不竭"。肾阴渐复,则促进阴阳转化,肾气充盛,才能推动生殖轴运行,水不涵木,肝郁与肾虚互为因果,气阴不足,血脉不行,肾虚与血瘀亦往往相兼出现,治法须兼顾疏肝、活血。

跟祝之友教授学习心得

医和药中医学的两大重要支柱。医则其道,药则其术。医之本在《黄帝内经》,药之本在《神农本草经》。清代名医邹澍在其《本草疏证》序例中云:"医道之见于载籍者,《灵枢》《素问》《难经》而上;《神农本草经》为最古(药之本又在《灵枢》《素问》《难经》之上),诸经所论在审病,《本经》所论者在主治,道实相为表里。"《神农本草经》是我国第一部临床药学专著,《伤寒杂病论》是我国第一部理法方药较为完善的古代重要中医经典著作,是中医、药人员必读之书。在漫长的历史流传过程中,经历代整理,其内容有所增改。加之药物的历史变异,其药物名称、基原种、入药部位、药性理论等实有误,在医药文献中误载、误教、误解、相互混用。在中药临床药学工作和教学过程中,不少临床医生提出问题:辨证施治准确,处方极当,而出现临床性效疑窦。而多数临床医生只从其自身医理思考,不知药物其因:药物品种、入药部位、性效理论等古今有别。不熟读"经"义,如何运用"经方"之要旨? 由于历史原因,药物品种内涵的不断变化,即"方未变而药多变"的特殊现象,造成了古方与现代用药之间的脱节,从而影响了中医临床疗效乃至中医药学的发展。笔者认为,要正确解读《神农本草经》《伤寒杂病论》的精髓,还《神农本草经》《伤寒杂病论》收载药物的本来,使之有利于相关医药专著、全国中医药统编教材的再版,更好地继承和发掘祖国医药遗产,开发、利用"经方"研究成果,造福于人民群众。在很多经典古方中,如"麻黄桂枝汤"中的"桂枝","麻黄连轺赤小豆汤"中的"连轺"与"梓白皮","五苓散""肾气丸"中的"桂枝","大承气汤""小承气汤"和"枳实汤"中的"枳实","泰山磐石散"中的"续断","仙方活命饮"中的"金银花","导赤散"中的"木通"等。现代中医在使用这些汤方时,均更换了其中的药物,把现代人对药物的思维强加在古人的用药意图上,有的完全背道而驰。

　　一个值得注意的问题是,现时的《中药学》《方剂学》等教材,在中药名称下均标示有最早出现的著作,但并没有注释是药物名称的出现时间,还是药物的实际品种、临床应用的实际时间(年代)。中药名称的出现时间与中药品种与入药部位进入临床使用的时间,有较大的差异。这些一直未引起现代中医教学和临床医生的重视。古今药用品种、部位、性效等,随着时代的不同而有所变异。一些药物的品种与入药部位、临床作用,常张冠李戴,严重影响中医药的发展。如:桂枝与肉桂,枳实与枳壳,柴胡与竹叶柴胡,王不留行(子)与王不留行(草),葛根与粉葛,龙胆与龙胆草,酸枣与酸枣仁等。现代中医用药当以现今统编教材和《中国药典》为依据。但是,在运用古代汤方时,必须认真考虑入药品种及入药部位在不同时期的变化而做灵活变动,否则不能达到运用古方、经方的预期效果,中医药文化的精髓难以传承。

　　正如李时珍所言:"古今药物兴废不同",清代医学家徐大椿在《医学源流论》中已向世人告诫:"古方所用之药,当时效验显著,而本草载其功用凿凿者,今依方施用,竟有应与不应。"近年来也有不少中医学者提出疑问:为何经方、时方不见效? 他们往往把这个问题归罪于中药饮片质量和调配质量。

　　著名中医学家孙启明教授说:"千百年来,《伤寒论》注家几百家,他们研究

《伤寒论》时，只抓住'方和证'的研究，而忽略了'方和药'的研究，尤其是方和药物品种的研究，这是中医传统研究课题中的一大疏漏。"

孙光荣教授先生还说："从来的中医名家大多数人只知道疏方而识药物。伤寒注家们从来也没有注解《伤寒论》大柴胡汤、小柴胡汤中柴胡是什么品种。"这种"方未变而药多变"的特殊发展，造成了古方、经方与用药之间的脱节，造成了医方与用药的矛盾。如《伤寒论》中众多经典名方，至今未变，但其临床用药却被偷换了概念。以张仲景"麻黄连轺赤小豆汤"中的连轺为例：东汉时期张仲景所用的连轺，其自注是"连翘根"，据考证，当时的连翘原植物是藤黄科植物湖南连翘，其药用部位是根。而现代全国统编教材《方剂学》则注解为木樨科植物连翘壳，入药部位是果实，其基原和药用部位、临床性效都发生了改变；同方中的梓白皮，为紫葳科植物梓的树皮，而现代教科书《方剂学》则编写为桑科植物桑的根皮，篡改了原方药物。

中药品种问题直接关系到中医临床用药的疗效和中医药疗质量，现代中成药的实际疗效使得"经方"不精，不如古代"经方"有效，每一味中药品种的入药部位，古今有别。